U0301220

口腔黏膜病规范化摄影技巧

Standardized Photography Techniques
for Oral Mucosal Diseases

主 编 曾 昕 陈谦明

副主编 孙婉昕 李晓英 吕 凌

编 委（以姓氏笔画为序）

王囿珂	四川大学华西口腔医院	张羽婷	四川口腔医院
吕 凌	四川大学华西口腔医院	张雪峰	四川大学华西口腔医院
刘天楠	四川大学华西口腔医院	陈谦明	浙江大学医学院附属口腔医院 /
江 潞	四川大学华西口腔医院		四川大学华西口腔医院
孙婉昕	四川大学华西口腔医院	罗小波	四川大学华西口腔医院
李 佳	四川大学华西口腔医院	金 鑫	重庆医科大学附属口腔医院
李晓英	四川大学华西口腔医院	周 瑜	四川大学华西口腔医院
杨 禾	四川大学华西口腔医院	胡明佳	四川大学华西口腔医院
肖 宁	四川大学华西口腔医院	戚培文	浙江大学医学院附属口腔医院
旷文静	四川大学华西口腔医院	章尚君	浙江大学医学院附属口腔医院
何 静	四川大学华西口腔医院	曾 昕	四川大学华西口腔医院
但红霞	四川大学华西口腔医院		

人民卫生出版社
·北京·

图书在版编目（CIP）数据

口腔黏膜病规范化摄影技巧 / 曾昕, 陈谦明主编
. —北京：人民卫生出版社, 2024.4
ISBN 978-7-117-36046-3

Ⅰ. ①口… Ⅱ. ①曾…②陈… Ⅲ. ①口腔粘膜疾病
—医学摄影 Ⅳ. ①R781.504

中国国家版本馆 CIP 数据核字（2024）第 047324 号

人卫智网	www.ipmph.com	医学教育、学术、考试、健康，购书智慧智能综合服务平台
人卫官网	www.pmph.com	人卫官方资讯发布平台

口腔黏膜病规范化摄影技巧

Kouqiang Nianmobing Guifanhua Sheying Jiqiao

主　　编：曾　昕　陈谦明
出版发行：人民卫生出版社（中继线 010-59780011）
地　　址：北京市朝阳区潘家园南里 19 号
邮　　编：100021
E - mail：pmph @ pmph.com
购书热线：010-59787592　010-59787584　010-65264830
印　　刷：北京华联印刷有限公司
经　　销：新华书店
开　　本：889×1194　1/16　印张：12.5
字　　数：228 千字
版　　次：2024 年 4 月第 1 版
印　　次：2024 年 4 月第 1 次印刷
标准书号：ISBN 978-7-117-36046-3
定　　价：158.00 元
打击盗版举报电话：010-59787491　　E-mail：WQ @ pmph.com
质量问题联系电话：010-59787234　　E-mail：zhiliang @ pmph.com
数字融合服务电话：4001118166　　E-mail：zengzhi @ pmph.com

主编简介

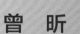 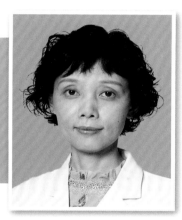

教授、博士研究生导师。现任中华口腔医学会口腔黏膜病学专业委员会副主任委员。主要研究方向为口腔黏膜疾病的病因与防治。根据临床经验和资料原创性主编《案析口腔黏膜病学》(第 1 版、第 2 版)(人民卫生出版社)和 *Case-based Oral Mucosal Diseases*(Springer 出版集团与人民卫生出版社联合出版)。国家卫生健康委员会"十三五"规划教材《口腔黏膜病学》(第 5 版)副主编,人民卫生出版社中国医学教育题库(口腔医学题库)之口腔黏膜病学学科主编,"华西口腔医院医疗诊疗与操作常规系列丛书"《口腔黏膜科诊疗与操作常规》(人民卫生出版社)副主编。

口腔黏膜病规范化摄影技巧

Standardized Photography Techniques for Oral Mucosal Diseases

主编简介

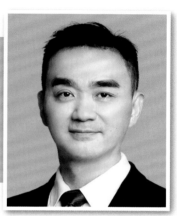

陈谦明

主任医师,博士研究生导师,浙江大学求是特聘教授,浙江大学医学院附属口腔医院党委书记、口腔医学院院长,四川大学华西口腔医学院二级教授。历任中华口腔医学会第六届理事会副会长、中华口腔医学会第五届口腔黏膜病学专业委员会主任委员、中华口腔医学会口腔医学科研管理分会第二届主任委员、国务院学位委员会第六届学科评议组成员、全国专业学位研究生教育指导委员会委员、国家口腔疾病临床医学研究中心主任、SCI 收录期刊 *IJOS* 执行主编、国家核心期刊《华西口腔医学杂志》主编、国家规划教材《口腔黏膜病学》(第 3 版、第 4 版、第 5 版)主编、《案析口腔黏膜病学》(第 1 版、第 2 版)主编、*Case-based Oral Mucosal Diseases* 主编。曾获教育部长江学者特聘教授、国家级教学名师奖、卫生部有突出贡献的中青年专家、第七届全国优秀科技工作者等荣誉称号。获国务院政府特殊津贴,获国家杰出青年基金资助,入选国家"万人计划",为"百千万人才工程"国家级人选。

口腔黏膜病规范化摄影技巧

Standardized Photography Techniques for Oral Mucosal Diseases

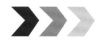

自　序

　　口腔黏膜病是发生在口腔黏膜及软组织上的类型各异、种类众多的疾病的总称，表现为口腔黏膜上不同形态和颜色的各种病损。记得我们刚开始学习口腔黏膜病学时，病损的清晰彩色照片非常稀少，看着教材或文献中对病损的大段文字描述也很难准确体会其特征要点，总是感觉"千言不如一画"，即千余文字远不如一张临床照片来得直观而准确。很希望每个疾病都有相应的清晰病损照片来帮助自己掌握和提高。后来深耕于口腔黏膜病临床工作的过程中，更常有需要对患者治疗前后病损特征进行对比的时候，常有需要与同行进行交流展示病损照片的时候，常有编著教材和论著需要加入病损照片的时候，也曾有仅凭对之前看过的病例照片的记忆就对接诊的罕见病例立刻找到诊断方向的时候……因此，更深感口腔黏膜病损的精细摄影对口腔黏膜病临床档案高保真保存的重要性。

　　随着单反数码相机的应用和普及，我们从 2004 年开始在临床上日常采集口腔黏膜病患者病损的照片。起初也是不得摄影要领，只是单纯地去拍照，满足于将病损拍下来，并未思考拍出的照片是否能反映想要观察的信息，没有综合全面考虑如何构图、如何将目标病损展示得更真切，导致很多珍贵的病例照片要么模糊不清，要么目标病损偏居于照片角落，要么目标病损仅占据整张照片的一小部分，要么照片内充满各种手套、棉签的影像……既不能很好地还原病损特征，也不符合观者的视觉习惯。在这个过程中，我们逐渐意识到对于口腔黏膜病损照片，不仅要拍到，还要拍好，应该以秉持爱伤观念为前提，在最大程度还原真实的基础上完成医学摄影的艺术表达，即规范化的口腔黏膜病损照片应在保证医学严谨性的前提下兼具美学的艺术性。这样的照片可充分弥补病历中文字描述的不足，有助于患者病情资料的完整收集。并且，在患者就诊各个阶段拍摄的口腔黏膜病损照片，可帮助观察和记录患者病情的初始和发展变化情况，辅助评估治疗效果。同时，也有利于医患交流，让患者了解自己病情的变化和疗效。此外，这些规范化照片还可用于疑难病例会诊、专业学术交流、医学教育和科普宣传。临床医师通过对这些规范化照片的回顾还可反思诊治过程、总结经验教训和提高诊治水平。

　　与其他口腔专科摄影不同的是，口腔黏膜摄影主要关注口腔内的软组织——口腔黏膜。因为病损位于相对狭小的口腔内，有的甚至位于隐蔽部位，又存在牙齿的遮挡、唾液和炎性渗出液的干扰，所以口腔黏膜病的拍摄颇具难度。于是，我们注意观察专业期刊和图谱中的口腔黏膜病照片，并在头脑里形成印象，什么样的照片能真实完整地反映病损特征并兼顾构图、色泽、光影的艺术性，再和护士老师们组成的摄影团队一起对照过去拍摄的口腔黏膜病损照片，反思不足之处，总结经验教训，思考改进之策，不断精雕琢磨拍摄细节和技巧。2017 年 4 月于口腔黏膜病规范性诊疗国际论坛上首次宣讲我们的经验，受到与会者的广泛欢迎和认可。这也使我们意识到总结和推广口腔黏膜病损摄影的规范方法和技巧，也能为推动口腔黏膜病学事业的发展贡献一臂之力。

　　我们注意到，目前出版的国内外口腔数码摄影专著均未涉及口腔黏膜病的拍摄方法。为填补这一空白，我们决定编著一本口腔黏膜数码摄影专著。于是着手对最初的讲座内容进行扩展和丰富，力图以简要文字联合全方位图片展示的方法，逐一介绍口腔黏膜病损摄影的拍摄器材、口腔黏膜病损摄影的基本知识、各部位口腔黏膜病损规范化照片的拍摄方法和技巧。此外，还介绍了可与口腔黏膜同时被疾病累及的面部等部位皮肤和指趾甲病损规范化照片的拍摄方法。希望本书作为常用工具书供口腔黏膜病、皮肤病和性病专业的医生、护士、学生在临床工作和拍摄过程中随时查阅。

　　值此成书之际，衷心感谢各位编者和摄影团队各位老师的辛苦付出，也特别感谢四川大学华西口腔医院袁尧老师、四川大学华西医院刘宏杰老师和资阳市第三人民医院莫艳秋护师的大力协助。

2024 年 3 月

目　　录

第一章

口腔黏膜病规范化照片的释义和获取策略

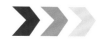

一、口腔黏膜病规范化照片的释义

　　口腔黏膜病规范化照片是对口腔黏膜病损最大程度真实地还原和艺术地呈现。即在保证医学严谨性的前提下，兼具美学艺术性（图1-1-1）。

　　口腔黏膜病规范化照片的医学严谨性是指能真实完整地反映病损特征，包括清晰地显示病损及其所在部位，并可显示局部与整体的关系，有时还需显示病损与周围环境的关系。

　　口腔黏膜病规范化照片的美学艺术性并非强调病损看上去多么美观，而是指通过拍摄前的构思和构图、拍摄中的曝光等技术，使获得的照片主题突出、比例恰当、角度正确、细节精良、色泽逼真、亮度合适、画面清爽整洁且符合观者的视觉习惯。

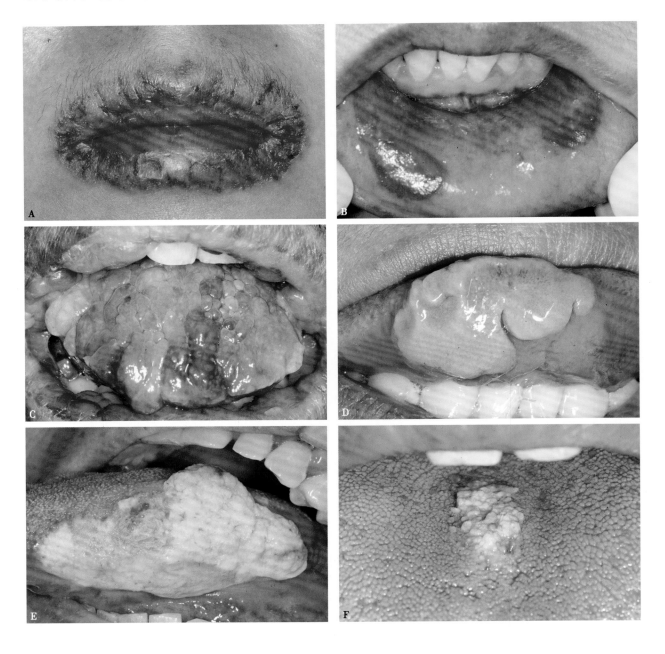

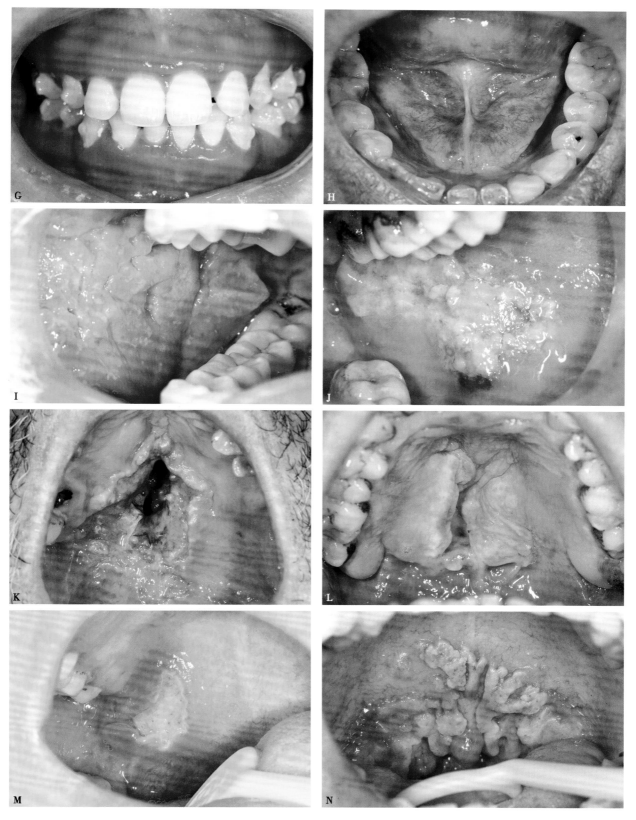

图 1-1-1 口腔黏膜病规范化照片

A. 湿疹糜烂性唇炎 B. 梅毒黏膜炎 C. 淀粉样变性 D. 梅毒黏膜斑 E. 口腔白斑病癌变 F. 增殖型念珠菌病 G. 浆细胞性龈炎 H. 口底淀粉样变性 I. 增殖性化脓性口炎 J. 增殖型天疱疮 K. 腭穿孔 L. 坏死性唾液腺化生 M. 腺周口疮 N. 梅毒黏膜斑

二、口腔黏膜病规范化照片的获取策略

　　口腔黏膜病规范化照片的获取首先需要性能良好的摄影器材即数码相机和充足的摄影辅助器材。其次，需要训练有素和配合默契的摄影团队，包括拍摄者和拍摄助手。再次，需要摄影各环节的高质量实施，包括全面的拍摄前构思、适宜的放大比例、合理的取景范围和构图、恰当的牵拉、正确的拍摄角度、准确设置的拍摄参数，每个环节缺一不可。

　　此外，经常留意教科书、专业期刊和学术专著中的口腔黏膜病照片，在头脑里形成印象，什么样的照片能真实完整地反映病损特征并兼顾构图、色泽、光影的艺术性，再对照自己过去拍摄的口腔黏膜病损照片，发现不足之处，总结经验教训，思考改进之策，也有助于获取口腔黏膜病规范化临床照片。

2

第二章

口腔黏膜病规范化临床摄影的器材

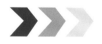

单反数码相机

目前口腔黏膜病科进行标准临床摄影的器材是单反数码相机，常用品牌包括 Nikon （图 2-1-1）、Canon、Sony 等，均可选用。

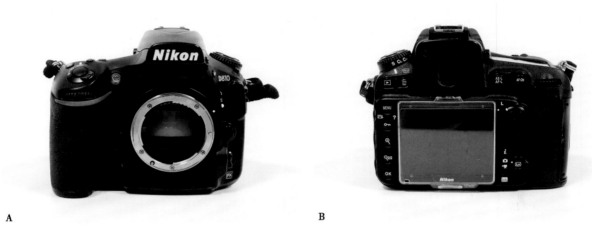

A B

图 2-1-1　Nikon 单反数码相机机身
A. 正面观　B. 背面观

 微距镜头

口腔黏膜临床摄影的首选和常用镜头为 100mm 焦段微距镜头，Nikon 为 105mm （图 2-2-1），Canon 为 100mm，Sony 为 90mm。

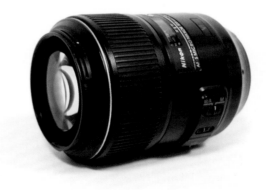

图 2-2-1　Nikon 微距镜头

三、闪光灯

口腔黏膜临床摄影常用垂直投射类微距闪光灯——环形闪光灯（图 2-3-1），其光线投射角度与镜头长轴平行，光线可到达镜头长轴指向的位置，并均匀地投射入整个口腔内部，避免局部产生阴影，明亮度接近自然。而且，光线与被摄对象几乎垂直，有利于表现黏膜的表面结构和病损的表面形态。环形闪光灯的输出功率分别为 1/1、1/2、1/4、1/8……数值越大光线越亮。

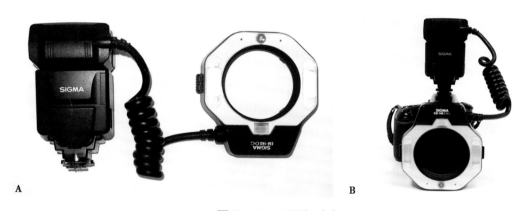

图 2-3-1　环形闪光灯
A. 环形闪光灯　B. 对接到数码相机上的环形闪光灯

四、常用器材配置

国内部分口腔黏膜病科临床摄影器材配置见下表。其中加粗字体所示为本书所有照片采用的摄影器材配置（表 2-4-1）。

表 2-4-1　国内部分口腔黏膜病科临床摄影器材配置

	机身	镜头	环形闪光灯
Nikon 系列	**Nikon D810**	**Nikon AF-S VR105mmf/2.8G IF-ED**	**Sigma EM-140 DG**
	Nikon D850	Nikon AF-S VR105mmf/2.8G IF-ED	永诺 YN14EX
Canon 系列	Canon EOS 600D	Tamron SP 90mm F/2.8 MACRO 1∶1	美科 Macro Ring lite MK-14EXT
	Canon EOS 7D	Canon EF100mmf/2.8L IS USM	美科 MEKE MK-14EXT
	Canon EOS 6D	Canon EF100mmf/2.8L IS USM	Canon Macro Ring lite MR-14EX Ⅱ

五、辅助器材

（一）牵拉器

　　牵拉器又称为拉钩，是口腔黏膜临床摄影中非常重要和常用的辅助器材。其可牵拉唇、颊黏膜组织，更好地伸展颊黏膜或暴露牙龈、舌部，还有利于轻松有效地放置反光镜。

　　塑料材质牵拉器因性价比高而在临床上常用，主要包括大牵拉器（图 2-5-1A、B）、颊侧牵拉器（图 2-5-1C、D）和指状牵拉器（图 2-5-1E、F），还有适用于儿童的牵拉器（图 2-5-1G、H）。拍摄不同部位的病损需要不同的牵拉器，例如，拍摄颊黏膜时采用大牵拉器（图 2-5-2A）；拍摄后牙牙龈时采用颊侧牵拉器和大牵拉器（图 2-5-2B）；拍摄硬腭前份黏膜病损或下颌前牙舌侧牙龈病损时，为将唇黏膜牵拉开并使反光镜顺利放入患者口中，会采用仅占据较小空间的指状牵拉器（图 2-5-2C）。

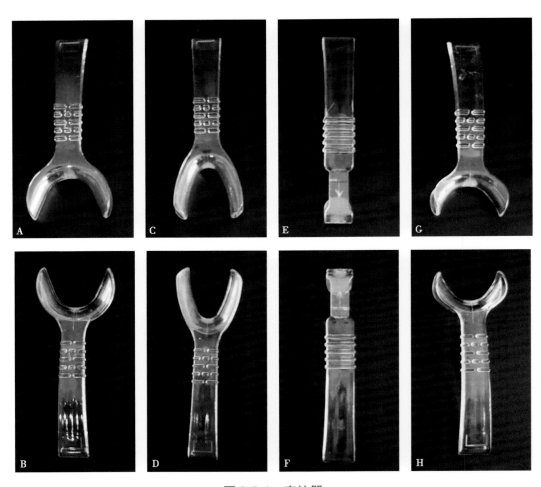

图 2-5-1　牵拉器
A、B. 大牵拉器　C、D. 颊侧牵拉器　E、F. 指状牵拉器　G、H. 儿童牵拉器

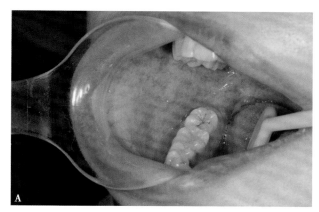
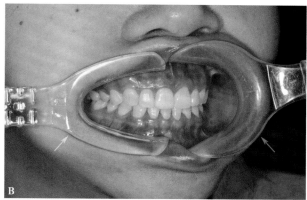

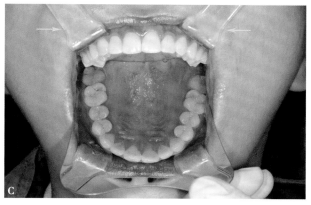

图 2-5-2　牵拉器及其用途示意图

A. 使用大牵拉器辅助拍摄右颊黏膜病损　B. 使用颊侧牵拉器（黄色箭头示）和大牵拉器（蓝色箭头示）辅助拍摄右侧后牙颊侧牙龈病损　C. 使用指状牵拉器（箭头示）辅助拍摄硬腭前份黏膜病损

（二）反光镜

　　拍摄腭黏膜、后牙颊侧、下颌牙舌侧牙龈的病损时，常用到反光镜。反光镜有金属和玻璃等不同材质，金属反光镜结实耐用故更为常用。常用的反光镜包括颊舌侧反光镜（图 2-5-3A）和𬌗面反光镜（图 2-5-3B、C）等。颊舌侧反光镜用于辅助拍摄后牙颊侧牙龈病损（图 2-5-4A）或下颌后牙舌侧牙龈病损（图 2-5-4B）。𬌗面反光镜面积较大，有利于辅助拍摄硬腭黏膜表面的广泛病损（图 2-5-4C）、硬腭前份腭皱襞处病损和下颌前牙舌侧牙龈病损。实际应用时要注意选择与患者口腔大小匹配的反光镜。

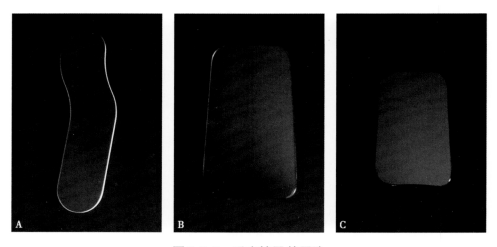

图 2-5-3　反光镜及其用途
A. 颊舌侧反光镜　　B、C. 𬌗面反光镜

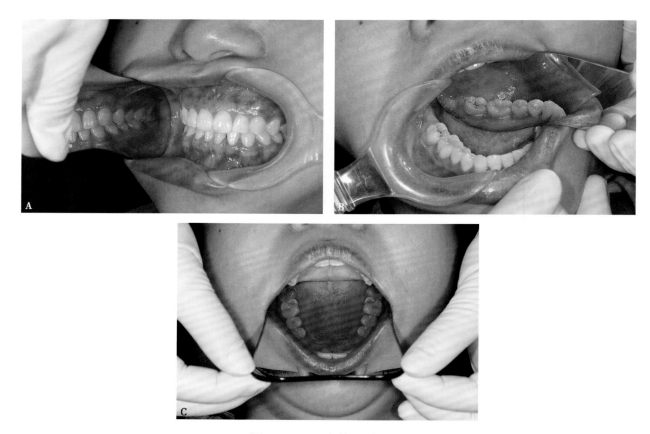

图 2-5-4　反光镜及其用途
A. 使用颊舌侧反光镜辅助拍摄右侧后牙颊侧牙龈　　B. 使用颊舌侧反光镜辅助拍摄右侧下颌后牙舌侧牙龈
C. 使用𬌗面反光镜拍摄硬腭黏膜

　　使用反光镜辅助拍摄时因其与口腔内温度具有差异导致其表面易起雾,从而影响对病损的展示,故使用前需进行除雾处理。目前通常采用两种方法对反光镜进行除雾:①温水浸泡法,即拍摄前在一次性口杯内倒入大约40℃温水,将反光镜浸泡于口杯中,静置1~2分钟。拍摄时将反光镜放入患者口内后,使用棉签轻蘸去除反光镜上的水珠后进行拍摄。该法的优点为反光镜温度与口腔温度接近,可有效改善反光镜起雾问题并减缓由于反光镜温度过低进入口腔造成的不适感。其缺点为拍摄时间较长时,需反复浸泡反光镜以保持温度。②三用气枪吹气法,即将反光镜放入患者口内后由拍摄助手使用三用气枪对反光镜持续吹气以除雾。该法的优点为使用便捷,节约拍摄时间;缺点为长时间向患者口内吹气会使患者口内环境干燥,增加不适感,影响张口度。

(三)其他辅助用品

　　其他辅助用品包括乳胶手套、口镜、吸唾管、棉签和纱布(图2-5-5)。负责牵拉的拍摄助手应遵循无菌操作原则,需佩戴型号合适的乳胶手套。

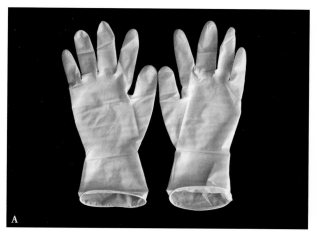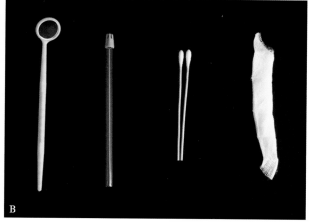

图2-5-5 其他辅助用品
A. 乳胶手套　B. 口镜、吸唾管、棉签、纱布

　　口镜、棉签、纱布均可协助牵拉黏膜,更好地暴露较为隐蔽部位的口腔黏膜病损(图2-5-6)。棉签还可用于拭干病损表面和周围的唾液,吸唾管可吸去唾液,避免唾液对拍摄影像的干扰。

　　拍摄软腭黏膜的病损时,需用口镜压低舌背(图2-5-6A)。拍摄上颌磨牙对应颊黏膜近前庭沟的病损时,需用口镜和棉签牵拉开颊黏膜(图2-5-6B)。

拍摄舌背后份黏膜的病损时，需用无菌纱布包裹舌部前份后将舌部尽量牵拉出口外（图2-5-6C）；拍摄舌腹近口底黏膜病损时，需用无菌纱布包裹舌部前份后尽量将舌体向上方及对侧翻转（图2-5-6D）。

有时为使镜头长轴更好地垂直于病损表面，需用棉签压住病损周围的黏膜，更完整地展示病损表面（图2-5-6E）。

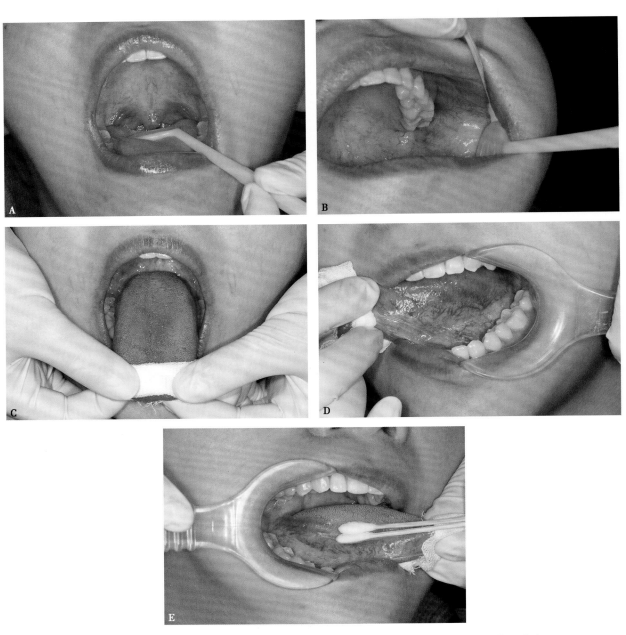

图2-5-6 使用棉签和口镜牵拉辅助拍摄口腔黏膜病损（以正常口腔黏膜示意）

A. 用口镜压低舌背辅助拍摄软腭黏膜病损 B. 用口镜和棉签牵拉辅助拍摄27对应颊黏膜病损 C. 用无菌纱布包裹舌体前份向口外牵拉舌体，拍摄舌背中后份黏膜病损 D. 用大牵拉器牵拉左颊黏膜，用无菌纱布包裹舌部前份后尽量将舌体向上方和右侧翻转，拍摄左侧舌腹近口底黏膜病损 E. 用大牵拉器牵拉右颊黏膜，用无菌纱布包裹舌体前份向口外牵拉舌体，再用棉签按压舌体后份，拍摄右舌腹近舌根处黏膜病损

对于某些隐蔽部位，口镜可作为小型反光镜使用。例如，拍摄最后一颗磨牙远中牙龈的病损时，可拍摄口镜里的病损镜像（图2-5-7）。

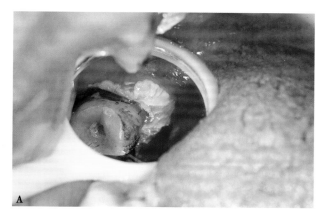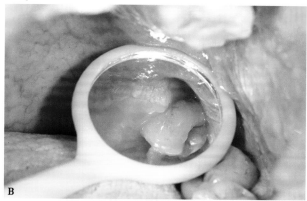

图2-5-7 借助口镜反射镜像拍摄隐蔽部位病损
A. 用口镜反射18远中牙龈病损 B. 用口镜反射28远中牙龈病损

口腔黏膜病规范化摄影技巧

Standardized Photography Techniques for Oral Mucosal Diseases

3

第三章

口腔黏膜病规范化摄影的团队及其必备技能

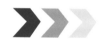

一、摄影团队的构成和分工

　　口腔黏膜病规范化照片的摄影团队包括拍摄者和拍摄助手（图 3-1-1）。拍摄者需要熟练掌握基本摄影知识和操作，并明确拍摄目的。拍摄者可以是收集规范化照片的医师本人，目前临床中实际拍摄者通常为护士。

　　拍摄助手可为医师、实习医师或护士，主要负责调节患者体位、调节椅位灯光、牵拉帮助暴露口腔黏膜病损，协助拍摄顺利进行。通常需要 1 位拍摄助手即可。有时需要 2 位拍摄助手，其中一位助手负责牵拉黏膜，暴露病损；另一位助手负责拭干或吸干病损表面及其周围的唾液，调节牙椅灯光的角度和亮度，必要时放置反光镜于患者口内。有时也会在牵拉器正确就位后让患者接手协助牵拉。在拍摄婴幼儿患者或某些神经疾患导致头部和肢体不自主运动患者的口腔黏膜时，还需要增加助手，协助制动患者。

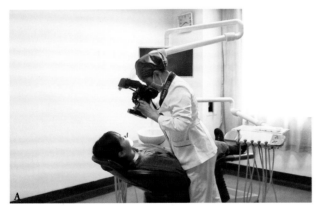
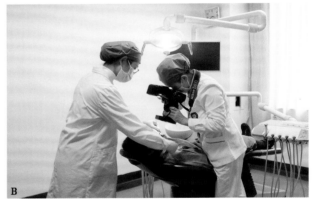
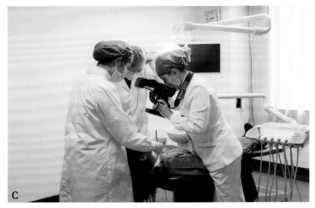

图 3-1-1　摄影团队
A. 拍摄者　　B. 拍摄者和 1 位拍摄助手　　C. 拍摄者和 2 位拍摄助手

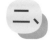
二、拍摄者必须掌握的摄影基本知识

（一）曝光

曝光是指光线进入相机，并在相机内的感光元件（相当于传统相机的胶片）上留下影像的过程。曝光可以理解为成像时光线堆积在照片上的数量，从成像来看，曝光影响的就是画面的明暗程度，曝光量越大，照片越亮。曝光量过大会使曝光过度，照片过亮；反之，则曝光不足，照片过暗。

（二）光圈

光圈是镜头里一组金属或其他材质叶片组成的一个可大可小的圆孔（图 3-2-1），用来控制相机的进光量。当光圈放大时，有较多的光线进入镜头；当光圈缩小时，能够进入镜头的光线较少。代表光圈大小的数值称为 F 值，光圈大小与 F 值大小成反比。

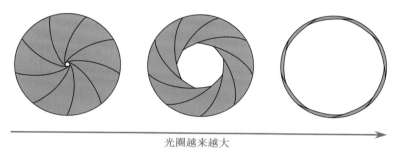

光圈越来越大

图 3-2-1　光圈大小示意图

光圈有两个作用：

（1）控制进光量，影响照片亮度。快门速度和感光度一定的情况下，光圈越大，进光量越多，F 值越小，照片越亮（图 3-2-2）。

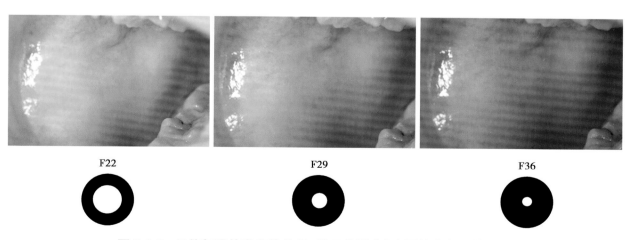

F22　　　　　　　　F29　　　　　　　　F36

图 3-2-2　F 值与照片亮度的关系：随 F 值增大（光圈越小），照片越暗

（2）影响照片景深。景深是聚焦完成后，焦点前后范围内所呈现清晰图像的距离，可用深、浅来描述。快门速度和感光度一定的情况下，光圈越大，F值越小，景深越浅，呈现清晰图像的范围越窄（背景越模糊，即背景虚化）；光圈越小，F值越大，景深越深，呈现清晰图像的范围越广（背景越清晰）（图3-2-3，图3-2-4）。

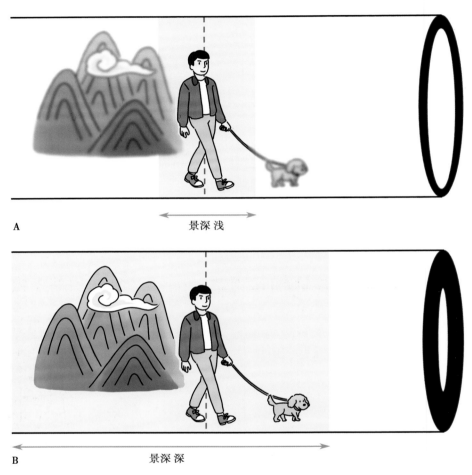

图3-2-3　光圈与景深的关系
A. 光圈越大，F值越小，景深越浅，呈现清晰图像的范围越窄（背景越模糊）
B. 光圈越小，F值越大，景深越深，呈现清晰图像的范围越广（背景越清晰）

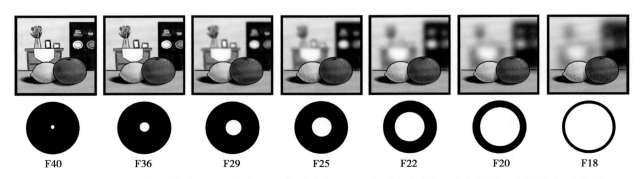

图3-2-4　光圈和景深的关系：随着光圈越来越大（F值越来越小），景深越来越浅，背景越来越模糊

（三）快门

快门是相机用以控制光线照射感光元件时间的装置。其主要作用是控制光线进入相机的时间，影响镜头的进光量，以及被摄病损的清晰度。在相机控制面板上显示的 80、100、125 等数值，对应的为快门速度 1/80 秒、1/100 秒、1/125 秒，分母越大，快门速度越快。

快门有两个作用：

（1）控制光线进入相机的时间：其他参数不变时，快门越慢，光线通过的时间越长，进光量越多，图片亮度越高。

（2）影响照片效果：高速快门能把运动的物体拍清晰，慢速快门能把运动物体拍出轨迹（图 3-2-5）。

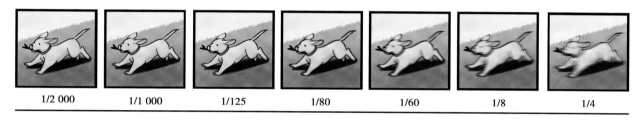

|1/2 000|1/1 000|1/125|1/80|1/60|1/8|1/4|

图 3-2-5 快门与照片清晰度的关系：随着快门速度越来越慢，照片越来越模糊

（四）感光度

感光度即 ISO 值，指相机的感光元件对光的敏感程度或对光的接收能力。感光度可分为低、中、高三级（表 3-2-1）。

表 3-2-1 感光度分级

类型	ISO 值	特点
低感光度	800 以下	可获得平滑、细腻的图片
中感光度	800～6 400	低照明度时使用，有噪点
高感光度	6 400 以上	噪点明显

感光度的作用是影响画面曝光。在相同光圈值、快门速度下，感光度越高（ISO 数值越大），对光就越敏感，曝光时所需光线就越少，照片越亮。并且，有利于提升快门速度，防止手抖导致的模糊。但是，感光度越高时，产生图像噪点的可能性越大，可导致画质下

降（图 3-2-6）。噪点即图像噪声，是图像中一种亮度或颜色信息的随机变化（被拍摄物体本身并没有），看起来就像图像被弄脏了。图像噪声是图像拍摄过程中不希望存在的副产品，给图像带来了错误和额外信息。感光度越低，画面噪点越少，颜色纯净。但是更容易因为光线不足而被迫放慢快门速度，可能因为手抖而导致画面模糊。通常为了保证画质，感光度不必太高。

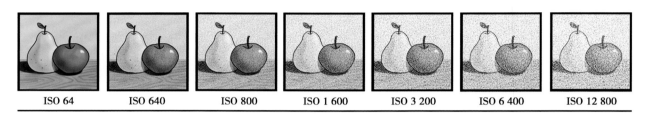

| ISO 64 | ISO 640 | ISO 800 | ISO 1 600 | ISO 3 200 | ISO 6 400 | ISO 12 800 |

图 3-2-6　感光度与噪点的关系：感光度越高，画面噪点越多

（五）曝光、光圈、快门、感光度之间的关系

一张照片的呈现是通过曝光量实现的，照片的曝光量由光圈、快门和感光度这三个要素共同决定。光圈越大、快门越慢、感光度越高，曝光量就越大。但曝光量不是越大越好，通常需要平衡这三个要素之间的关系，让画面既不欠曝也不过曝。

三、 拍摄者必须掌握的摄影基本技能

（一）手动对焦

大多数数码相机均具备自动对焦和手动对焦两种功能。因口腔黏膜病损摄影的特殊性，自动对焦无法满足拍摄需求，因此建议使用手动对焦进行拍摄。摄影者调节镜头对焦环至病损清晰时快速按动快门获取照片。

（二）使用取景网格和对焦点

对于初学者来说，打开数码相机的取景网格辅助拍摄可以达到事半功倍的效果。摄影时可通过观察取景器网格中所呈现的病损布局来调节拍摄角度和距离。

以 Nikon D810 相机为例，取景框内可设置 11 个对焦点位。为辅助摄影者将病损放置于图像正中，可提前将对焦点设置于取景框中心点位（图 3-3-1）。

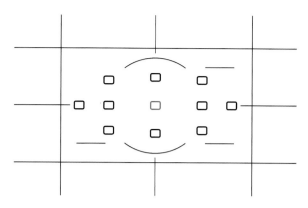

图 3-3-1 取景网格及对焦点位（红色示）

（三）合理调整曝光参数

通过调整曝光的不同参数组合可以使图片达到相同的亮度，善用曝光参数相当重要。图片呈现出的亮度可受曝光参数、室内光线和相机电池电量、环形闪光灯的输出功率和电池电量等多种因素影响，因此在拍摄时各项参数并非恒定不变，需根据不同的情况进行调整。根据经验，拍摄口腔黏膜病损时的常用参数设置见表 3-3-1。

表 3-3-1 临床常用拍摄参数设置

参数	值
光圈	F25～F40，常用 F36
快门	125
ISO	64～400
环形闪光灯	1/4

初步拍摄后，若照片曝光不足，可以增大光圈，或减慢快门速度，或加大闪光灯输出功率。反之，若曝光过度，则可以减小光圈，或加快快门速度，或减小闪光灯输出功率。

拍摄面部、躯干、四肢等广泛皮肤病损时，需将环形闪光灯的输出功率调整为 1/1（全功率），将 ISO 数值调整为 400～800。但这种方式很难避免在拍摄对象（患者）与背景交界处形成阴影。若要完全避免产生阴影，可将本书采用相机的环形闪光灯关闭，将相机模式调整为 A（光圈优先模式），将 ISO 调为自动，光圈调为 F22～F25。但该模式对病损色彩、质感等细节的表现力欠佳。因此本书皮肤损害部分仍采用将环形闪光灯的输出功率调整为 1/1，将 ISO 数值调整为 400～800 的拍摄方法。

（四）选择合适的拍摄距离

拍摄距离可通俗地理解为相机到被摄体的距离。对口腔黏膜常见病损部位进行拍摄时，拍摄距离的参考值见表 3-3-2，参考值来源见图 3-3-2。

表 3-3-2　拍摄距离的参考值

部位	拍摄距离/cm
唇红黏膜	17（颏部至环形闪光灯）
唇红黏膜及唇周皮肤	21（颏部至环形闪光灯）
颊黏膜	9（颏部至环形闪光灯）
牙龈黏膜	15（颏部至环形闪光灯）
舌背黏膜	21（舌尖至环形闪光灯）
腭黏膜	10（颏部至环形闪光灯）
口底前份黏膜	12（颏部至环形闪光灯）
面部	62（面部至环形闪光灯）

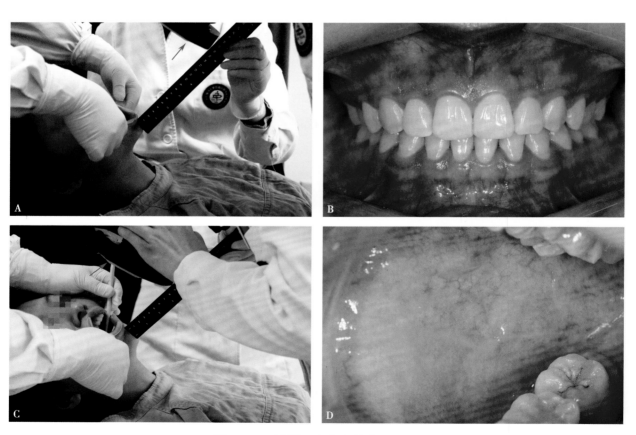

图 3-3-2　拍摄距离参考值来源图示

A. 牙龈黏膜病损拍摄距离为 15cm 左右（箭头所示为相机的环形闪光灯）　B. A 图拍摄距离对应的牙龈黏膜规范化照片　C. 右颊黏膜病损拍摄距离为 9cm 左右（箭头所示为相机的环形闪光灯）　D. C 图拍摄距离对应的颊黏膜规范化照片

拍摄距离也影响景深。口腔黏膜病损的拍摄一般采用的光圈为 F36。光圈不变的前提下，景深范围的大小主要取决于拍摄距离的远近，即拍摄距离越远，景深越深；拍摄距离越近，景深越浅。

口腔黏膜临床摄影通常为了方便快捷，拍摄时快门不变，光圈基本不变（保持较深的景深）。拍摄病损细节特写时，可进一步减小拍摄距离。

四、拍摄者必须掌握的其他技能

（一）拍摄前构思

拍摄前构思是指在拍摄前应明确所拍摄照片要传递的医学含义和信息，即明确拍摄目的。这项工作应该由接诊医师来完成，若实际拍摄者并非医师本人，医师应将照片构思准确地告知拍摄者。

构思内容包括：拍摄哪些部位的病损？是否需要拍摄细节？若需拍摄细节是否需要不同角度的多张照片（如既展示其表面形态又展示其外生性特点）（图 3-4-1）？是否需要准确反映病损面积（图 3-4-2，图 3-4-3）？是否需要显示局部病损和所在部位黏膜整体的关系（图 3-4-4）？是否需要显示病损与周围环境的关系（如显示病损所处口腔环境的异常）（图 3-4-5～图 3-4-7）？是否需要不同部位采用对称拍摄（图 3-4-8）？是否需要为了与对侧黏膜对比而同时拍摄患侧和健侧黏膜（图 3-4-9）？是否需要对照既往就诊拍摄的照片而进行拍摄（图 3-4-10～图 3-4-12）？

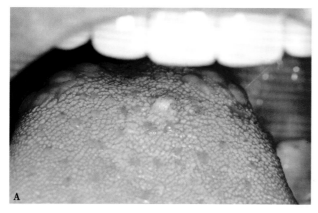
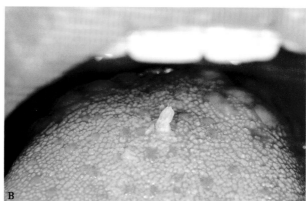

图 3-4-1 从不同角度拍摄病损展示不同特征

A. 展示病损（寻常疣）表面观　B. 展示其外生性生长的特点

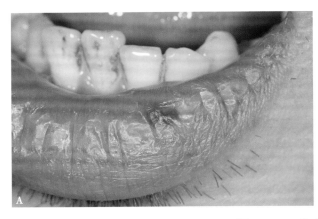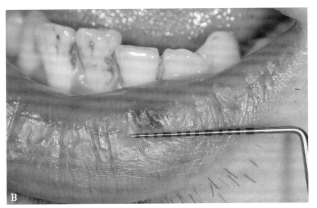

图 3-4-2　准确反映病损面积
A. 展示病损（黏膜黑斑）表面细节　B. 展示病损面积

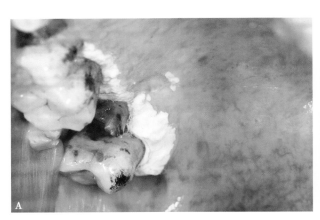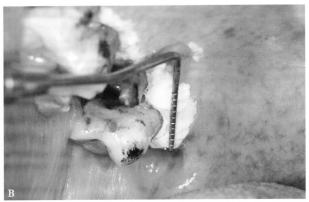

图 3-4-3　准确反映病损面积
A. 展示病损（口腔白斑病）表面细节　B. 展示病损面积

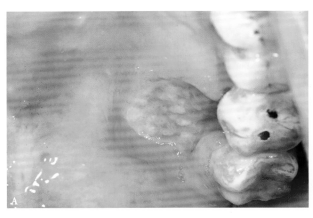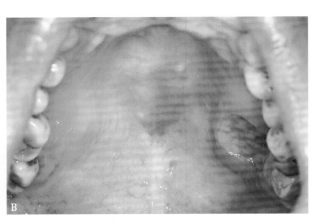

图 3-4-4　展示局部病损和所在部位黏膜整体的关系
A. 特写展示病损（创伤性溃疡）表面细节特征　B. 近景展示局部病损与硬腭整体的关系

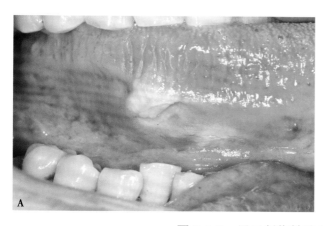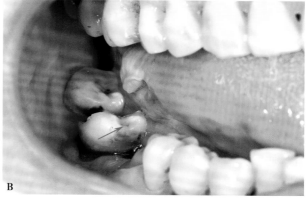

图 3-4-5　显示创伤性溃疡病损与周围环境的关系

A．特写展示创伤性溃疡病损表面特征细节　B．近景展示创伤性溃疡是由周围环境中的刺激因素——47 残冠的锐缘所造成（箭头示）

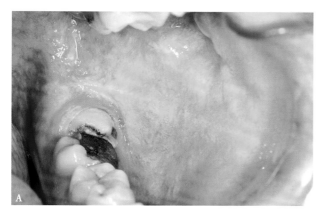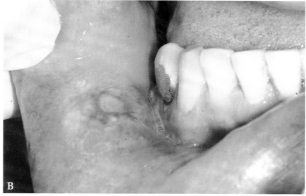

图 3-4-6　显示苔藓样病损与银汞合金充填物的关系

A．展示 37 银汞合金充填物及其对应左颊后份珠光白纹病损　B．展示 44 颊面银汞合金充填物及其对应右颊前下份糜烂和珠光白纹病损

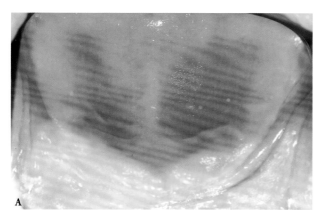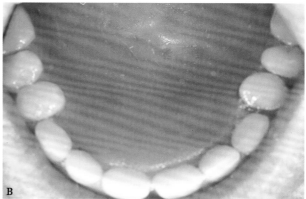

图 3-4-7　显示义齿性口炎病损与义齿的关系（反光镜内的镜像）

A．展示硬腭病损　B．展示病损可能的诱因——义齿

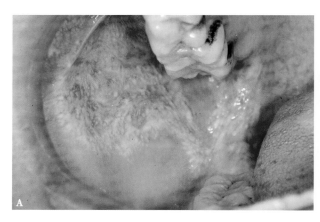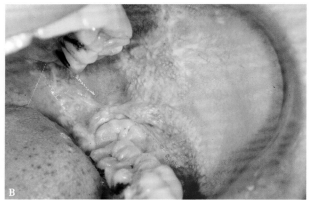

图 3-4-8 双侧对称拍摄，显示口腔扁平苔藓的对称性特征
A. 展示右颊病损　B. 展示左颊病损

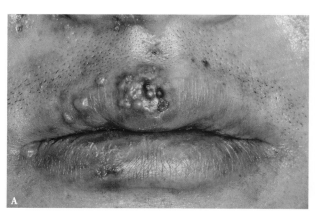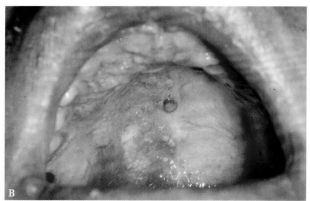

图 3-4-9 同时拍摄患侧和健侧显示三叉神经带状疱疹病损不越过中线的特征
A. 唇红黏膜和唇周皮肤病损　B. 腭黏膜病损

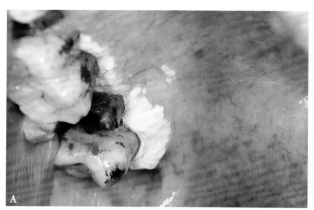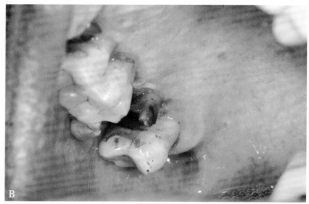

图 3-4-10 对照既往就诊时照片，以反映疗效
A. 口腔白斑病治疗前　B. 口腔白斑病治疗后

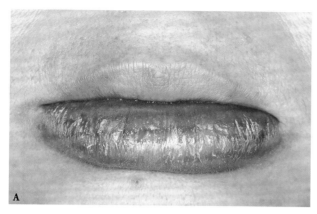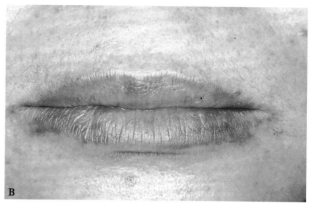

图 3-4-11 对照既往就诊时照片，以反映疗效
A. 肉芽肿性唇炎治疗前 B. 肉芽肿性唇炎治疗后

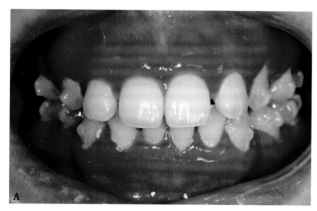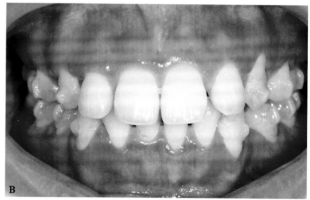

图 3-4-12 对照既往就诊时照片，以反映疗效
A. 浆细胞性龈炎治疗前 B. 浆细胞性龈炎治疗后

（二）拍摄的比例

为了准确反映病损特征，尤其是病损表面的细微改变，如纹理、粗糙度、颗粒状或疣状特征等，需要对病损进行放大拍摄。

口腔黏膜摄影对拍摄影像和病损实际大小之间的比例关系并无具体规定，一般以能清晰显示病损表面特征为原则。为观察病情变化或评估疗效需要准确记录病损面积时，可在邻近病损处放置有刻度的探针一并拍摄（图 3-4-2，图 3-4-3）。用于记录病情变化和疗效对比的照片，可针对同一拍摄部位进行相同的构图，采用基本相同的拍摄放大比例和拍摄角度（图 3-4-10～图 3-4-12）。

（三）取景范围

口腔黏膜摄影的取景范围以目标病损为中心，包括病损在各个方向的边界及其邻近的外观正常的黏膜，且能反映所拍摄病损在口腔中所处的部位。有时病损面积广泛且受口腔结构的限制，无法在一张照片中展示病损在各个方向的边界，就只能增加拍摄的照片数量（图 3-4-13，图 3-4-14）。对于一些微小病损，若无法兼顾清楚展示病损特征和所在部位，则需要同时拍摄特写（重点展示病损特征）和近景（重点展示所处部位和被累及的范围）（图 3-4-4）。

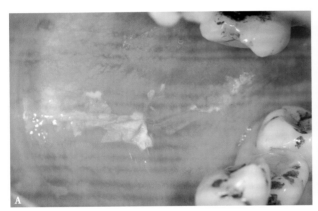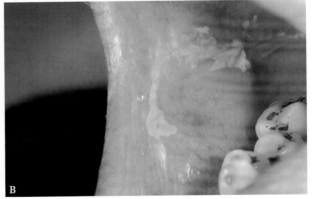

图 3-4-13　同时拍摄多张照片以完整展示口腔白斑病病损累及的范围
A. 展示右颊中后份黏膜病损　B. 展示右颊前份近口角处黏膜病损

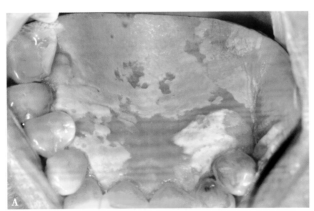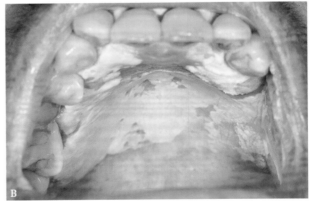

图 3-4-14　同时拍摄多张照片以完整展示增殖性疣状白斑大面积病损的累及范围
A. 用反光镜方式重点拍摄硬腭前中份病损　B. 直接拍摄重点展示硬腭病损后缘

（四）构图

口腔黏膜摄影的构图规范应将目标病损即拍摄对象的主体展示在影像的正中位置，这有利于突出重点，向观者传递想表达的主要信息，也最符合观者的视觉习惯。

可采用黄金分割法进行合理构图。具体指将整个取景框中所看到的画面上下左右各做两条想象等分线，四条线形成一个"井"字，四个相交的点称为"黄金分割点"，目标病损的中心位于"黄金分割点"之内（图3-4-15～图3-4-17）。对于同一部位的多处散在病损，可让水平方向上病损连线或垂直方向上病损连线的中点位于"黄金分割点"之内（图3-4-18），有时会选择其中医师需要重点关注的病损的中心位于"黄金分割点"之内。此外，拍摄构图应尽量简洁，最大限度避免牵拉器和口镜、棉签等辅助牵拉器材进入构图以内。

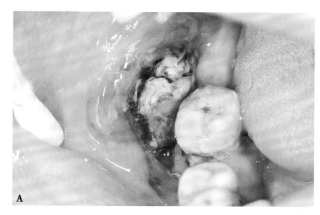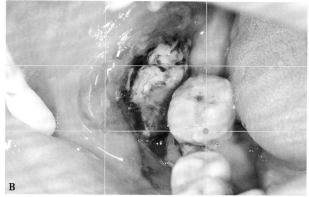

图3-4-15 利用黄金分割法进行合理构图，目标病损的中心位于"黄金分割点"之内
A. 右侧下颌后牙前庭沟增生物 B. 增生病损中心位于"黄金分割点"之内

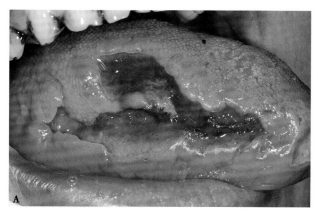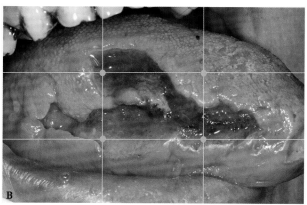

图3-4-16 利用黄金分割法进行合理构图，目标病损的中心位于"黄金分割点"之内
A. 右舌腹深大溃疡 B. 溃疡病损中心位于"黄金分割点"之内

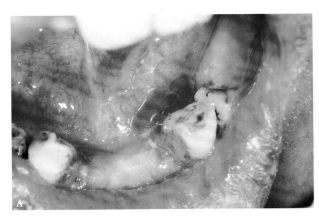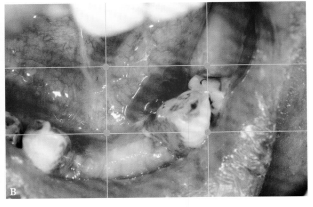

图 3-4-17　利用黄金分割法进行合理构图，目标病损的中心位于"黄金分割点"之内
A. 左口底疱性病损　B. 疱性病损中心位于"黄金分割点"之内

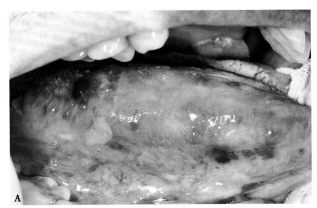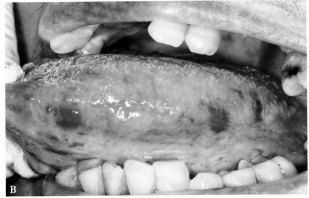

图 3-4-18　舌腹黏膜多处散在病损，尽量让水平方向上病损连线的中点位于"黄金分割点"之内
A. 右舌腹多处糜烂及紫癜（淀粉样变性）　B. 左舌腹多处糜烂及紫癜（淀粉样变性）

　　用于记录病情变化和疗效对比的照片，需针对同一拍摄部位进行相同的构图，采用基本相同的放大比例和拍摄角度（图 3-4-19，图 3-4-20）。拍摄时，可将既往就诊时拍摄的照片显示于笔记本电脑或平板电脑屏幕上对照着进行拍摄。

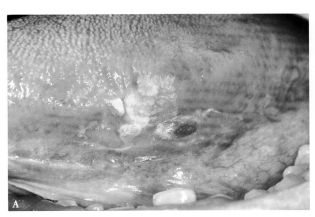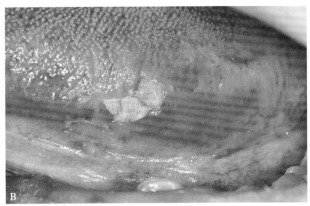

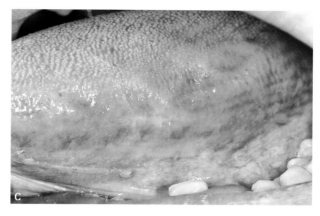

图 3-4-19　采用基本相同的放大比例、拍摄角度和构图拍摄治疗前后的病损照片（口腔白斑病）
A. 光动力治疗前　B. 第一次光动力治疗后　C. 第二次光动力治疗后

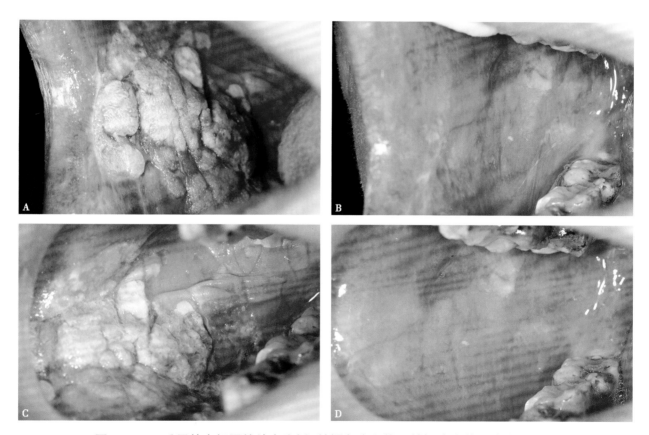

图 3-4-20　采用基本相同的放大比例、拍摄角度和构图拍摄治疗前后的病损照片
A. 右颊前中份增生及白色病损光动力治疗前　B. 右颊前中份增生及白色病损光动力治疗后　C. 右颊中后份增生及白色病损光动力治疗前　D. 右颊中后份增生及白色病损光动力治疗后

（五）拍摄角度

正确的拍摄角度可避免拍摄对象（目标病损）的影像被拉长或压缩，最大限度地保证所见即所得。

拍摄舌背、舌腹前份、整个腭部、前牙牙龈病损时，患者面部中线应垂直于水平面（图 3-4-21）。拍摄舌腹病损时，尽量让舌尖、舌根的连线与水平面平行（图 3-4-18）。拍摄颊部病损时，尽量让咬合线与水平面平行（图 3-4-13）。这样照片更符合观者的视觉习惯。

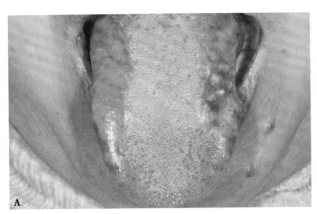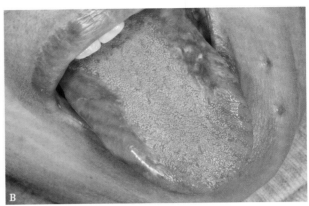

图 3-4-21　舌背病损的拍摄角度
A. 规范化照片：面部中线垂直于水平面　B. 非规范化照片：面部中线不垂直于水平面

拍摄时相机镜头的长轴必须尽量垂直于病损表面，这样才能更真实完整地反映病损表面的细微结构，也更符合观者的视觉习惯。

4

第四章

口腔黏膜病规范化摄影的流程

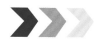

一、 拍摄前的准备

（一）摄影团队与患者及摄影团队成员间的沟通

摄影团队成员和患者充分沟通交流，告知拍摄口腔黏膜病损照片的目的为：①真实记录病情，观察病情发展变化，评估疗效；②留存典型或疑难病例病损照片，用于专业教学、科学研究和学术交流，不会泄露患者个人信息和隐私。沟通完毕获得患者同意后，患者签署知情同意书（图4-1-1）。

知情同意书

病损照片资料将用于治疗和随访过程中观察病情变化或疗效，将可能在保护患者隐私前提下用于临床诊治经验总结、学术交流、相关学术论文发表和专业书籍出版等。

患者对上述事项均已知情并同意。

患者签字：

时间：

图 4-1-1　患者签署病损照片拍摄知情同意书示例

若医师非拍摄者本人，需根据口腔专科检查结果，告知拍摄者需要拍摄哪些部位病损的临床照片，必要时需告知要体现病损的何种特点（详见第三章"拍摄前构思"）。

（二）相机准备

拍摄者检查相机基本参数设置正确，处于正常工作状态。

（三）摄影辅助器材准备

拍摄者、拍摄助手和医师共同确认拍摄部位后，由拍摄助手准备和摆放好摄影辅助器材，如牵拉器、反光镜、口镜、纱布、棉签、吸唾管等。拍摄助手需佩戴乳胶手套。

二、 拍摄体位确定

根据目标病损所处部位不同，患者的体位、拍摄者和拍摄助手的位置有所区别。

（一）患者体位

拍摄口内黏膜时，一般患者躺于椅背与地面成 40°～45° 的牙椅上（图 4-2-1A）。拍摄软腭黏膜时，患者颏部应抬起。拍摄硬腭黏膜前份或广泛病损时，特别是患者腭穹隆深度大时，患者需躺于椅背低平的牙椅上（图 4-2-1B）。

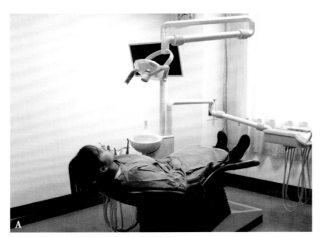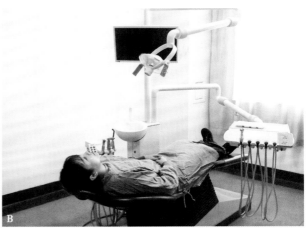

图 4-2-1　患者体位
A. 患者躺于椅背与地面成 40°～45° 的牙椅上　B. 患者躺于椅背低平的牙椅上

（二）拍摄者体位

拍摄者通常站立于牙椅旁（7 点钟方向），让患者将右前臂放置于其腹部，这样拍摄者腿部可倚靠于牙椅并借助牙椅的支撑形成稳定的身体姿态，然后拍摄者根据具体的拍摄部位调整自己上半身的方向，获得正确的拍摄视角（图 4-2-2）。

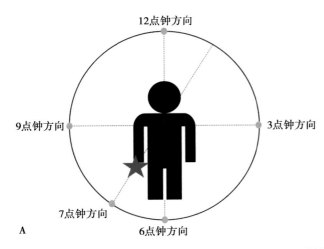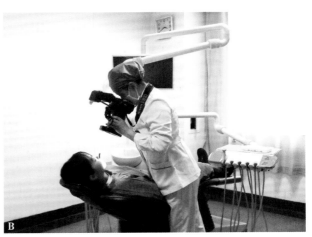

图 4-2-2　拍摄者站立位置
A. 以人形代表患者，其中心为时钟表盘的圆心，患者头部后方为 12 点钟方向，患者足部前方为 6 点钟方向，左侧为 3 点钟方向，右侧为 9 点钟方向。"红星"处为拍摄者通常站立的位置示意　B. 拍摄者通常站立的位置

（三）拍摄助手体位

拍摄口内不同部位的黏膜病损照片时，负责牵拉的拍摄助手站立或坐于不同位置，如拍摄颊黏膜全域病损时，可站立于患者后方 12 点钟方向（图 4-2-3）。拍摄左上颌后牙颊侧牙龈黏膜病损时，可坐于患者左侧 2 点钟方向（图 4-2-4）。拍摄硬腭黏膜前份病损时，负责牵拉的拍摄助手站立于患者后方 12 点钟方向，负责放置反光镜的拍摄助手站立于患者左侧 3 点钟方向（图 4-2-5）。此外，负责调节灯光和吸唾的拍摄助手一般站立于患者左侧 3 点钟方向。

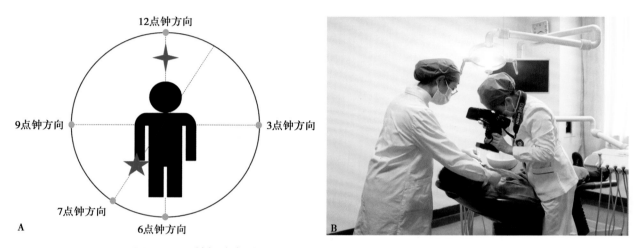

图 4-2-3 拍摄右颊或左颊黏膜广泛病损时，拍摄助手站立的位置
A."绿星"处为拍摄助手站立的位置示意 B.拍摄助手站立的位置

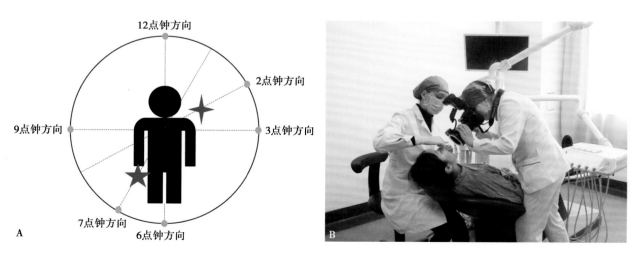

图 4-2-4 拍摄 27 颊侧牙龈病损时拍摄助手的位置
A."绿星"处为拍摄助手的位置示意 B.拍摄助手的位置

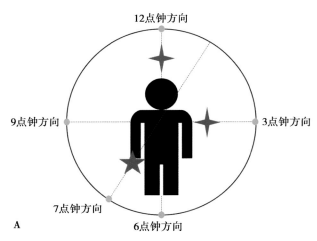

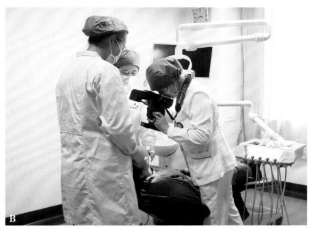

图 4-2-5 拍摄硬腭黏膜前份病损时，拍摄助手站立的位置
A. 患者上方的"绿星"处为负责牵拉的拍摄助手站立的位置示意，患者左侧的"绿星"为负责放置反光镜的拍摄助手站立的位置示意 B. 拍摄助手站立的位置

 三、拍摄流程和注意事项

（一）拍摄流程

（1）若需拍摄多个部位黏膜病损的照片，应合理安排拍摄顺序，避免遗漏。建议由易到难，也可采用唇、颊、牙龈、舌、腭的顺序。尽量避免反复牵拉同一部位，以减轻患者不适感且提升摄影效率。

（2）嘱患者拭去口红，用清水漱口去除牙齿、黏膜表面和口腔内的食物残渣、血迹等。病损处渗血时，需用棉签或纱球按压止血后再进行拍摄。

（3）调整患者至适宜拍摄且患者感觉舒适的体位，拍摄者和助手就位于适宜拍摄的位置。

（4）拍摄助手合理应用牵拉器、反光镜、口镜、棉签、纱布等辅助用品，在不增加患者痛苦的前提下最大限度清晰暴露拍摄区域病损及邻近黏膜，尽量使用棉签轻蘸拭去或使用气枪吹干液体状或泡沫状唾液。有些表面粗糙颜色浅淡的病损，需将表面唾液完全拭去，拍摄时才能完全展示和还原病损（图 4-3-1）。

（5）因拍摄需要，患者头部需调整不同角度，为提高工作效率和患者舒适度，摄影者应为患者提供简洁、明确的方向提示，如：转向右侧、转向左侧、抬头或低头。尽量避免向这边转、向那边转等不明确的指向提示，以免导致患者较难理解，延长拍摄时间。

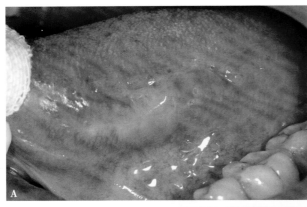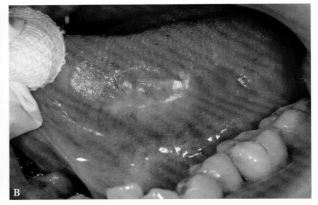

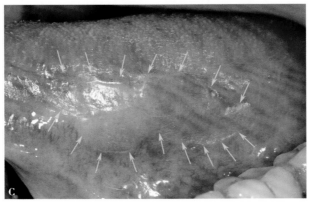

图 4-3-1　尽量避免唾液对口腔黏膜微细病损拍摄的影响

A. 拭干唾液前黏膜外观看似正常　　B. 拭干唾液后可见有清晰边界的表面粗糙病损　　C. 拭干唾液后拍摄特写可见病损边界（尤其是下边界）（箭头示）更为清晰

　　（6）拍摄者检视拍摄对象（口腔黏膜病损），在脑海里初步构图后，若发现病损暴露欠佳，则需指导助手调整牵拉方式，并告知患者如何适当配合调整头部偏转角度、颏部高低和张口度大小。

　　（7）拍摄者选择适宜的光圈、快门速度、感光度和环形闪光灯强度，以控制曝光量和景深（表 3-3-1）。牙椅的光源在拍摄时除了达到一定的补光作用，最主要的作用是使拍摄者在拍摄时通过取景器较为清晰地观察到病损。因此，牙椅光源的角度、距离可由拍摄者自主调节，调节的原则为不遮挡摄影者活动范围，同时能够使光线集中于病损处。若遇配合度较低、拍摄部位困难的患者时，拍摄助手需在拍摄者对焦同时立即将光源的光线调整至病损处，快速完成拍摄。

　　（8）拍摄者按稳定、方便、舒适的原则手持相机，常用的方法是以左手托住镜头、右手握持相机。由于相机的外形、各拍摄者的习惯、腕力不同，握持相机的方法不一定完全一样。所以，也有拍摄者用左手握持镜头，右手握持相机。拍摄时切勿单手拍摄，因为若将相机重量集中于一只手上,握持不稳会导致所获取照片的质量低下。长时间单手拍摄还会造成腱鞘炎。

（9）拍摄者使用相机取景器选择拍摄范围,注意构图和拍摄角度。

（10）拍摄者使用手动对焦方法,即前后调整相机与目标病损的距离（表3-3-2）,精确对焦和拍摄。

（11）拍摄者可先试拍一张,确定拍摄角度、病损布局和照片亮度是否需要进行调整。拍摄时,建议同一部位在不改变摄影角度和相机参数的情况下连续拍摄 2～3 张。拍摄后,及时确认,选取最佳图片。

（12）拍摄完毕后,查看拍摄照片的构图、清晰度,病损边界是否包括（有时病损面积过大,需采用多张拍摄的方式分别拍摄各个方向的病损边界）,有无过多辅助用品（如棉签、牵拉者手指及手套）进入构图内干扰画面,是否遗漏病损。若发现问题,马上重新拍摄。

（13）拍摄口腔黏膜病损治疗前后或多次复诊时病损变化的情况时,可将之前就诊时拍摄的照片显示于笔记本电脑或平板电脑屏幕上对照着拍摄,以尽量保证构图、角度、比例一致。

（14）对于累及皮肤、指趾甲、眼、鼻等部位的口腔黏膜病,需要拍摄皮肤、指趾甲、眼鼻等部位病损。

（二）注意事项

拍摄过程中需特别注意秉持爱伤观念。

（1）理解患者感受:患者在拍摄过程中不能说话,应事先告知其若有不适请举手示意。拍摄中要留心观察患者的反应,若察觉患者有疼痛等不适,要及时沟通,并调整辅助器材的大小和角度。此外,要选择与患者口腔大小匹配的牵拉器和反光镜。

（2）注意保护患者眼部:除非拍摄眼部病损,均嘱患者闭眼,以避免闪光灯刺眼。

（3）避免损伤口腔黏膜:牵拉器和反光镜放入口腔和从口腔取出时动作要轻柔,避免触及牙龈黏膜等处引起疼痛。

（4）勿过度追求高质量照片:受患者口腔状况的限制,必要时应妥协。这些限制有时是由于患者口腔的解剖学形态或状态导致的,如口裂小、唇系带附着位置高、咽反射明显易发呕、唾液量多、牙列大超出反光镜面积等。有些是由于患者的口腔病情导致的,如口腔黏膜广泛溃烂、唇黏膜皲裂、手术后张口受限、全身状况欠佳身体非常虚弱等。这时切勿不顾条件限制一味追求照片的质量。

口腔黏膜病规范化摄影技巧

Standardized Photography Techniques for Oral Mucosal Diseases

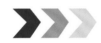

5

第五章

各部位口腔黏膜病规范化摄影的
具体方法

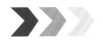

需要指出的是，本章介绍的各部位口腔黏膜病规范化照片的具体拍摄方法是笔者根据长期临床摄影经验总结后推荐的方法。但在具体拍摄过程中，由于患者自身条件如开口度大小、舌系带长短、舌体大小、腭穹隆高度、口底深度、上下唇的高度、唇颊黏膜厚度、咽反射轻重、疼痛程度、配合度等的差异，对患者的体位、面部偏斜的角度、牵拉者的位置、牵拉方式和借助的辅助器材均可酌情调整。但无论如何调整，最终达到的目的均为：**尽量完全暴露目标病损、尽量使镜头的长轴垂直于病损表面、尽量减少用作牵拉的辅助器材进入到构图内、尽量让病损的中心位于构图的黄金分割区域内**。做到这 4 个"尽量"，即使拍摄的原始照片不够完美，也能为后期调整（如适当的裁切，亮度、对比度和色温等参数的调整等）打下良好基础，从而获得口腔黏膜病的规范化照片。

一、唇部黏膜病损

根据病损所在唇部的具体部位和面积大小需采用不同的拍摄方法，其拍摄方法要点如下。

（1）摄影方法：对目标病损直接进行拍摄。

（2）辅助器材：乳胶手套、棉签。

（3）拍摄者位置：患者右前方 7 点钟方向。

（4）负责牵拉的拍摄助手的位置：患者后方 12 点钟方向。

（5）牙椅设定：椅背与地面成 40°～45°。

（6）患者面部的方向：朝向正面稍向右偏（5°左右）。

（一）唇红和唇周

1. 唇红　患者的体位、拍摄者的位置和取景范围示意见图 5-1-1。唇红黏膜病损的规范化照片示例见图 5-1-2。

（1）患者：躺于椅背与地面成 40°～45°的牙椅上，面部朝向正面稍向右偏，唇部自然闭合或微微开启均可。若病损靠近下唇内侧黏膜则需开启上下唇。

（2）拍摄助手：可无。

（3）拍摄者：站立于患者右前方 7 点钟方向进行拍摄。

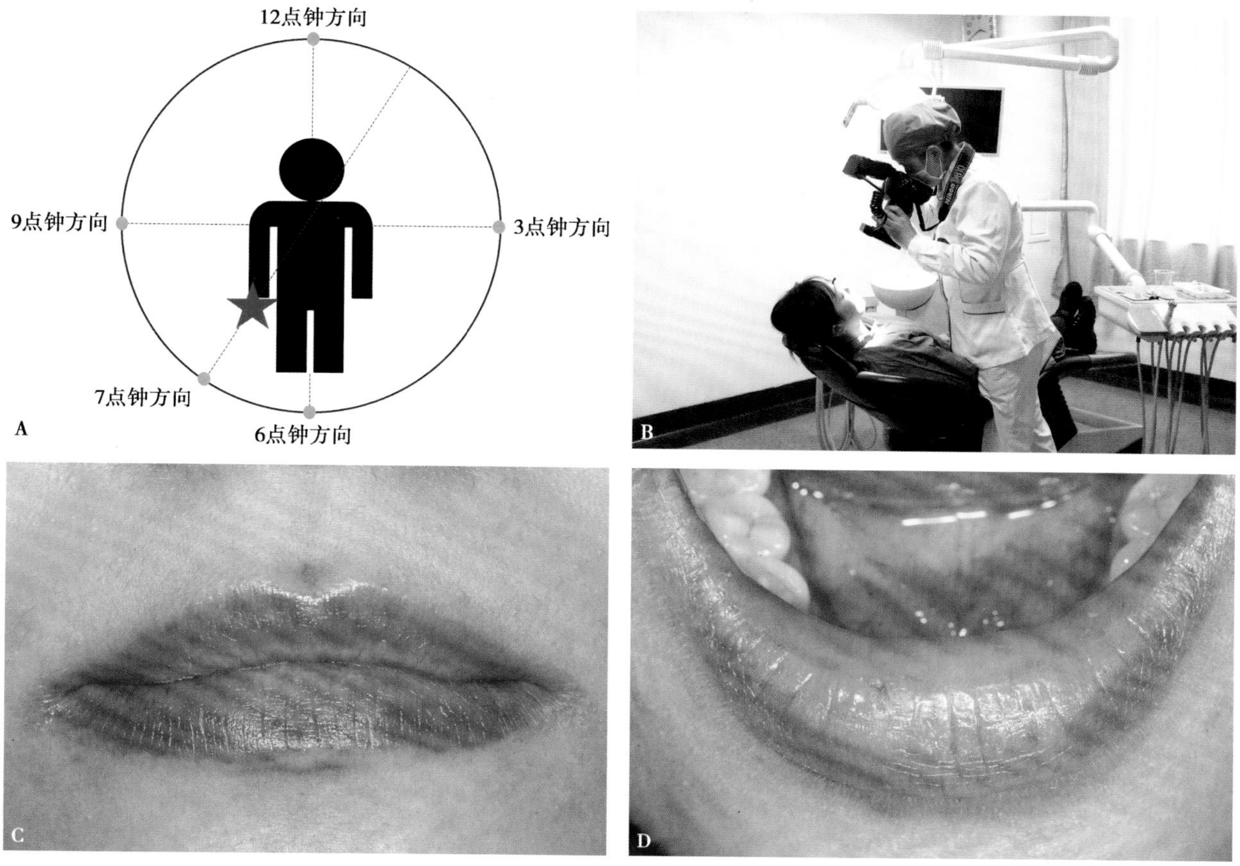

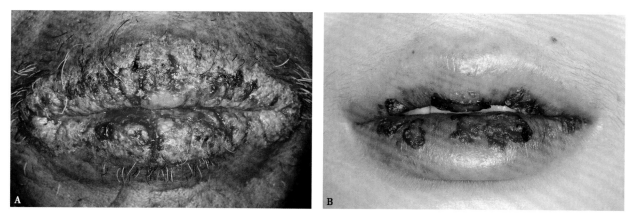

图 5-1-1　唇红黏膜病损的拍摄方法

A. 患者和拍摄者（"红星"示）的位置示意图　B. 患者体位和拍摄者的位置　C. 取景范围（以正常黏膜示意）　D. 病损靠近下唇内侧黏膜病损时的取景范围（以正常黏膜示意）

图 5-1-2　唇红黏膜病损的规范化照片
A. 增殖型天疱疮　B. 慢性唇炎

　　若唇红黏膜病损局限，除拍摄以目标病损为中心的特写照片外，建议同时拍摄整个唇红部以明确病损在唇红的位置（图 5-1-3）。

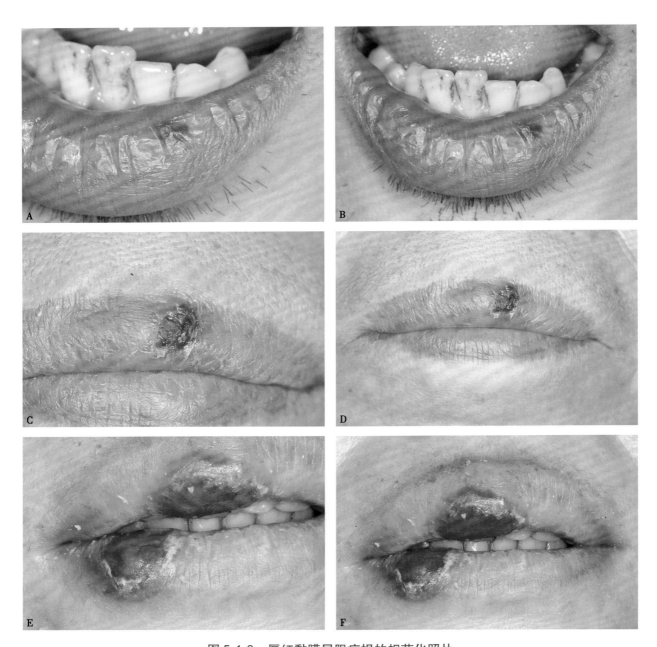

图 5-1-3　唇红黏膜局限病损的规范化照片

A、C、E. 特写展示病损细节特征（分别为黏膜黑斑、唇疱疹、梅毒硬下疳）　B、D、F. 近景展示病损所在部位

2. 唇红、唇周　患者的体位、拍摄者的位置和取景范围示意见图 5-1-4。

（1）患者：躺于椅背与地面成 40°～45° 的牙椅上，面部朝向正面稍向右偏。

（2）拍摄助手：可无。

（3）拍摄者：拍摄者站立于患者右前方 7 点钟方向进行拍摄。此时取景范围应包括整个唇部和唇周的皮肤，唇部位于照片中央。

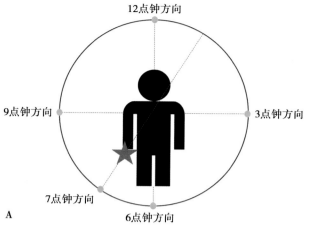

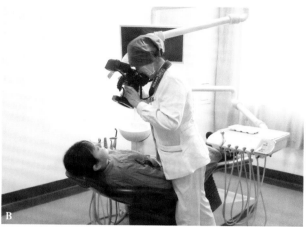

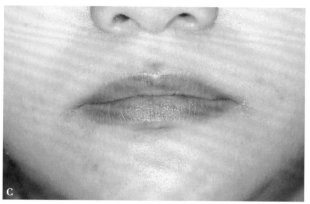

图 5-1-4　唇红、唇周病损的拍摄方法

A. 患者和拍摄者（"红星"示）的位置示意图　B. 患者体位和拍摄者的位置　C. 取景范围（以正常黏膜示意）

　　面积较大且累及唇周皮肤的唇部病损规范化照片示例见图 5-1-5。根据病损累及范围和意图展示的病损细节调整取景范围（图 5-1-6）。

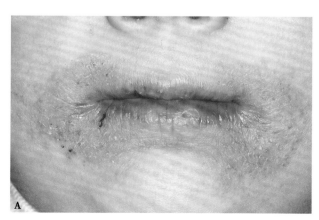

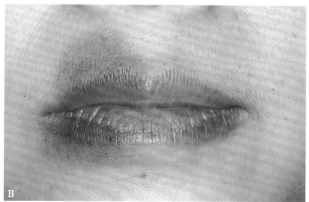

图 5-1-5　唇红、唇周病损的规范化照片

A. 规范化照片（慢性唇炎和口周皮炎）　B. 规范化照片（固定性药疹）

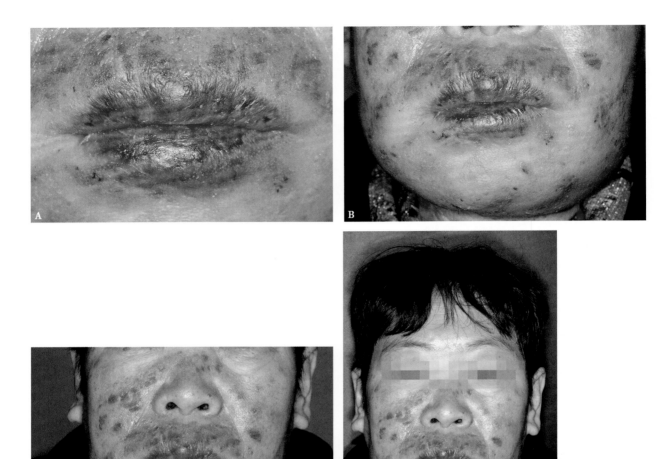

图 5-1-6　根据病损累及范围和意图展示的病损细节调整取景范围
A. 重点展示唇部病损　B. 展示唇部和唇周皮肤病损　C. 面部中下份皮肤病损　D. 面部皮肤病损范围

3. 广泛肿胀的唇部　患者的体位、拍摄者的位置、取景范围示意见图 5-1-7A、B。

（1）患者：躺于椅背与地面成 40°～45° 的牙椅上，面部朝向正面稍向右偏。

（2）拍摄助手：可无。

（3）拍摄者：站立于患者右前方 7 点钟方向进行拍摄。

除唇部外，还应再拍摄一张将鼻部也纳入拍摄范围的照片，以便更好地展示肿胀程度（图 5-1-7C、D）。若唇部肿胀明显，特别是仅上唇或仅下唇肿胀时，还可拍摄头部侧面照片和唇部侧面观特写，以凸显肿胀程度。此时可让患者侧身坐于黑色背景布前，以避免诊室内环境的干扰，保持照片画面的整洁。拍摄时以眶耳平面为水平线矫正相机。头部侧面影像需要暴露出一侧全部的耳朵，鼻子位于影像的纵向中 1/3 内，包括大部分头部和颈部。

唇部侧面观特写需包括眼部和颏部（图 5-1-7E～G）。唇部广泛肿胀病损的规范化照片示例见图 5-1-8、图 5-1-9。

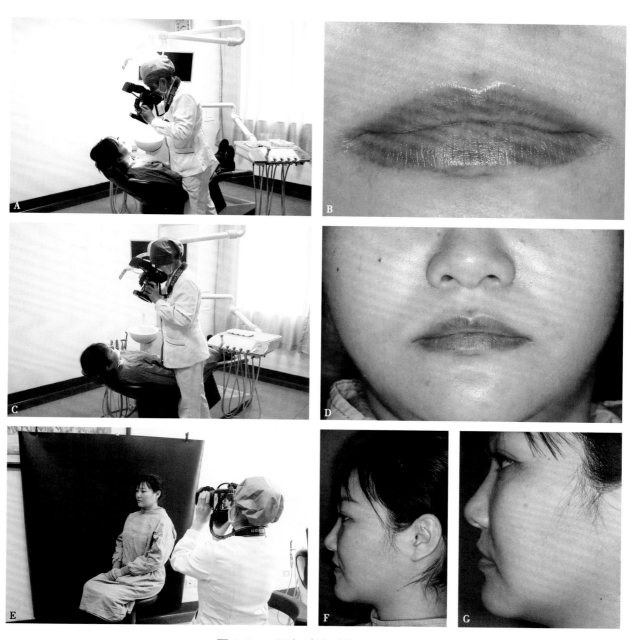

图 5-1-7　唇部肿胀时的拍摄方法

A. 拍摄唇部时的患者体位和拍摄者位置　B. 仅包括唇部的取景范围（以正常黏膜示意）　C. 拍摄唇部和鼻部时的患者体位和拍摄者位置　D. 仅包括唇部和鼻部的取景范围（以正常黏膜示意）　E. 拍摄头部侧面时的患者体位和拍摄者位置　F. 头部侧面的取景范围（以正常面部示意）　G. 唇部侧面观的取景范围（以正常面部示意）

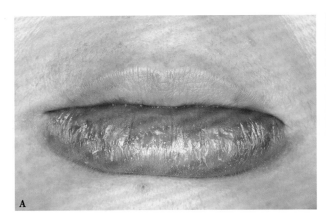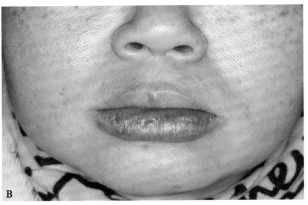

图 5-1-8　唇部肿胀病损的规范化照片（肉芽肿性唇炎）

A. 仅展示唇部　B. 同时展示唇部和鼻部

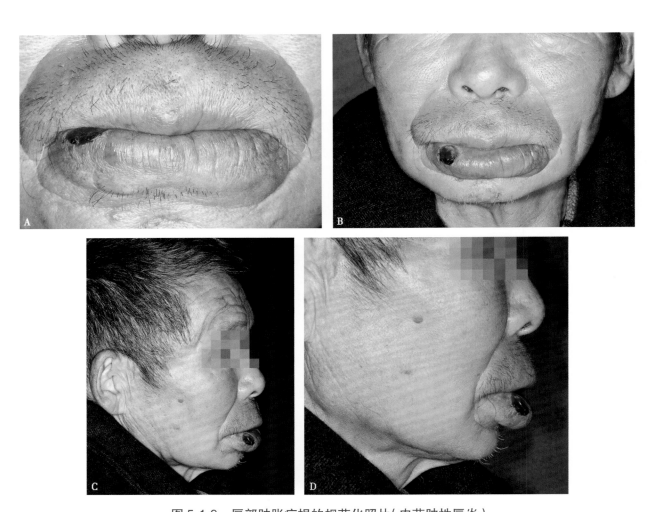

图 5-1-9　唇部肿胀病损的规范化照片（肉芽肿性唇炎）

A. 仅展示唇部　B. 同时展示唇部和鼻部　C. 头部侧面展示唇部肿胀　D. 唇部侧面观进一步展示唇部肿胀

（二）唇内侧

1. 上唇内侧 患者的体位、拍摄助手和拍摄者的位置、牵拉方式、取景范围示意见图 5-1-10。上唇内侧黏膜病损拍摄的牵拉方式和规范化照片示例见图 5-1-11。唇内侧黏膜病损较小时，拍摄助手可用棉签辅助牵拉（图 5-1-12）。

（1）患者：躺于椅背与地面成 40°～45° 的牙椅上，面部朝向正面稍向右偏，牙齿微微开启或呈咬合状态。

（2）拍摄助手：站立于患者后方 12 点钟方向，佩戴大小合适的乳胶手套，用拇指和示指从邻近双侧口角处动作轻柔地将上唇向上向外翻转，此时应特别注意手指尽量靠近口角，以免手指入镜过多而干扰画面整体。

（3）拍摄者：站立于患者右前方 7 点钟方向进行拍摄。

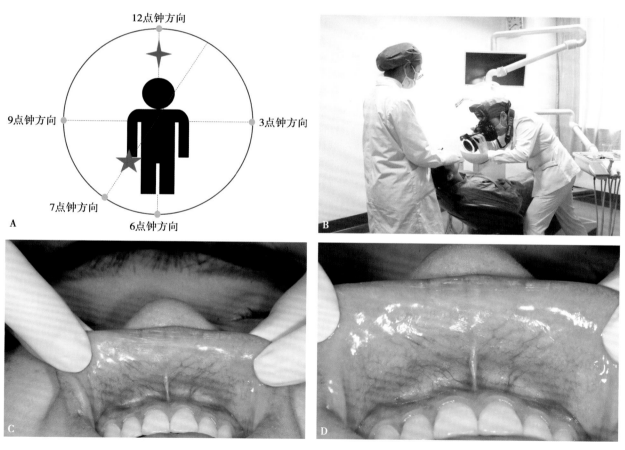

图 5-1-10　上唇内侧黏膜病损的拍摄方法
A. 患者、拍摄助手（"绿星"示）、拍摄者（"红星"示）的位置示意图　B. 患者的体位、拍摄助手和拍摄者的位置　C. 牵拉方式（以正常黏膜示意，拍摄者视角）　D. 取景范围（以正常黏膜示意）

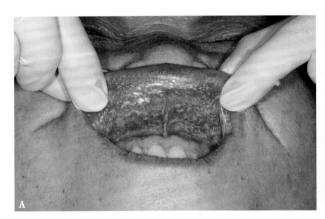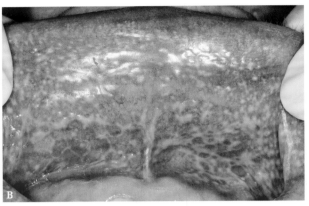

图 5-1-11　上唇内侧黏膜病损的拍摄

A. 牵拉方式（拍摄者视角）　B. 规范化照片（口腔扁平苔藓）

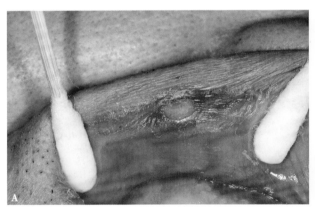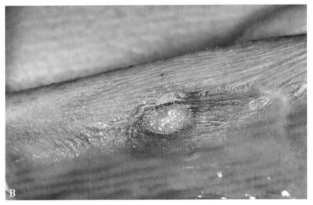

图 5-1-12　使用棉签牵拉以拍摄上唇右份内侧病损

A. 牵拉方式（拍摄者视角）　B. 规范化照片（复发性阿弗他溃疡）

2. 下唇内侧　患者的体位、拍摄助手和拍摄者位置、牵拉方式、取景范围示意见图 5-1-13。下唇内侧黏膜病损拍摄的牵拉方式和规范化照片示例见图 5-1-14、图 5-1-15。

（1）患者：躺于椅背与地面成 40°～45°的牙椅上，面部朝向正面稍向右偏，牙齿微微开启或呈咬合状态。

（2）拍摄助手：站立于患者后方 12 点钟方向，佩戴大小合适的乳胶手套，用拇指和示指从邻近双侧口角处轻柔地将下唇向下向外翻转。此时应特别注意手指尽量靠近口角，以免手指入镜过多而干扰画面整体。

（3）拍摄者：站立于患者右前方 7 点钟方向进行拍摄。

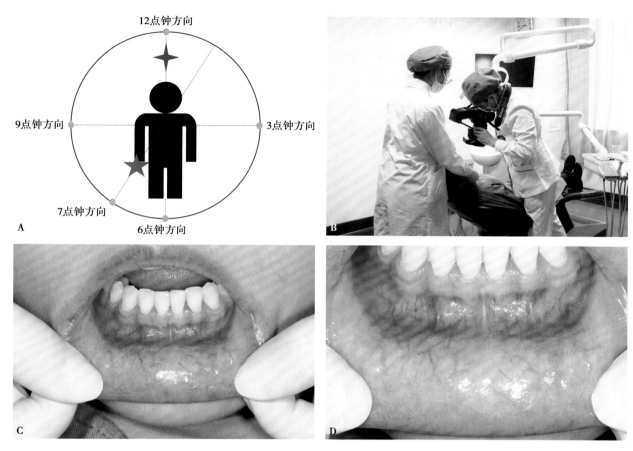

图 5-1-13　下唇内侧黏膜病损的拍摄方法
A. 患者、拍摄助手（"绿星"示）、拍摄者（"红星"示）的位置示意图　B. 患者的体位、拍摄助手和拍摄者的位置　C. 牵拉方式（以正常黏膜示意，拍摄者视角）　D. 取景范围（以正常黏膜示意）

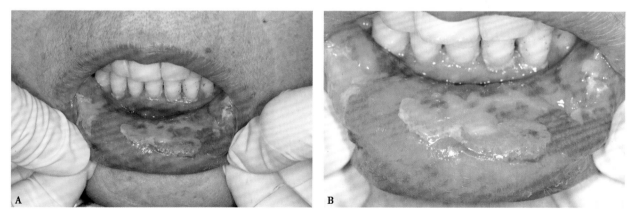

图 5-1-14　下唇内侧黏膜病损的拍摄
A. 牵拉方式（拍摄者视角）　B. 规范化照片（寻常型天疱疮）

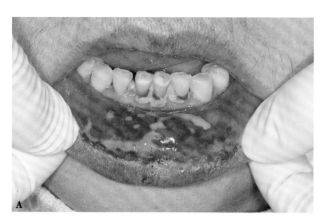
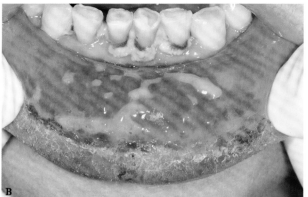

图 5-1-15　下唇内侧黏膜病损的拍摄
A. 牵拉方式（拍摄者视角）　B. 规范化照片（药物过敏性口炎）

（三）口角区

患者的体位、拍摄者的位置、取景范围示意见图 5-1-16。口角区病损的规范化照片示例见图 5-1-17、图 5-1-18。

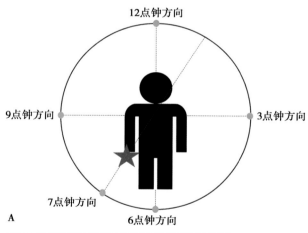
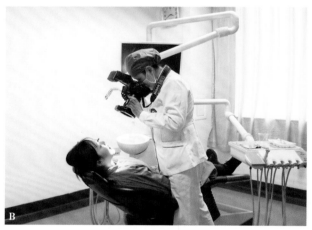
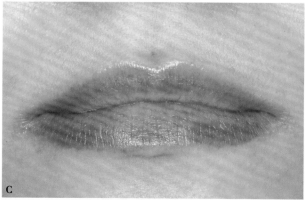
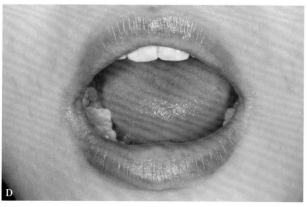

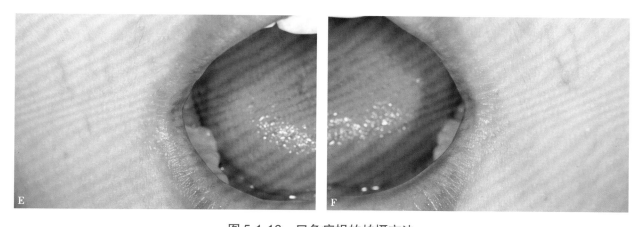

图 5-1-16　口角病损的拍摄方法

A. 患者和拍摄者（"红星"示）的位置示意图　B. 患者体位和拍摄者的位置　C～F. 取景范围（以正常黏膜示意）

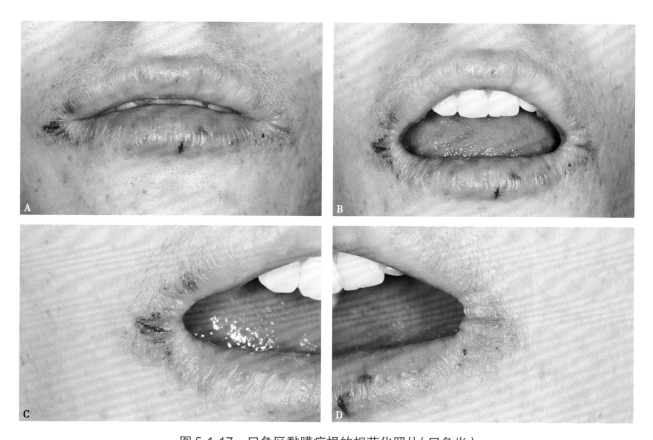

图 5-1-17　口角区黏膜病损的规范化照片（口角炎）

A. 唇部自然闭合状态　B. 上下唇开启状态　C. 右侧口角区病损特写　D. 左侧口角区病损特写

（1）患者：躺于椅背与地面成 40°～45°的牙椅上，面部朝向正面稍向右偏。

（2）拍摄助手：可无。

（3）拍摄者：站立于患者右前方 7 点钟方向进行拍摄。

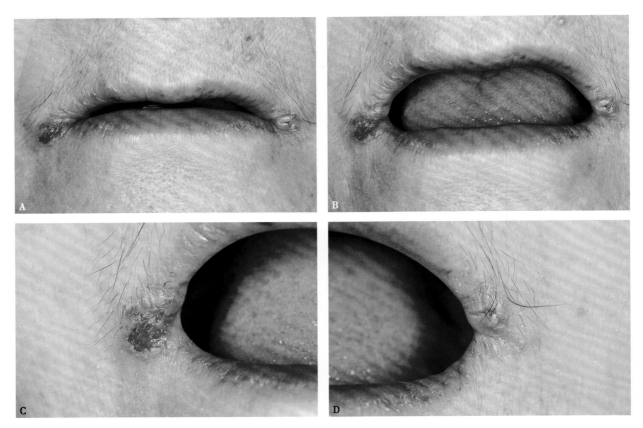

图 5-1-18 口角区黏膜病损的规范化照片（口角炎）

A. 唇部自然闭合状态 B. 上下唇开启状态 C. 右侧口角区病损特写 D. 左侧口角区病损特写

一般需要拍摄唇部自然闭合和张口两种状态下的照片以及单侧口角区病损特写。张口度的大小视患者口角区病损对其限制而定。

颊部黏膜病损

颊部黏膜病损规范化照片的采集是口腔黏膜临床摄影的难点，一般需反复练习才可获得满意的拍摄效果。根据病损所在颊部的具体部位和面积大小需采用不同的拍摄方法，拍摄方法要点如下（表 5-2-1）。

（1）摄影方法：对目标病损进行直接摄影。

（2）辅助器材：牵拉器、口镜、棉签、乳胶手套。

（3）拍摄者位置：患者右前方 7 点钟方向。

（4）牙椅设定：椅背与地面成 40°～45°。

表 5-2-1 颊部各部位病损拍摄方法要点

	目标病损部位	患者面部朝向	负责牵拉的拍摄助手位置	辅助器材
右颊	全域、中份、后份	向右偏	12点钟方向	大牵拉器、口镜
	前份近口角区	向右偏	10点钟方向	棉签
	14、15、16 对应颊黏膜近前庭沟区	略向右偏	10点钟方向	大牵拉器
	17、18 对应颊黏膜近前庭沟区	略向右偏	10点钟方向	口镜、棉签
	44、45、46 对应颊黏膜近前庭沟区	向前	10点钟方向	大牵拉器
	47、48 对应颊黏膜近前庭沟区	向前	10点钟方向	口镜、棉签
左颊	全域、中份、后份	向左偏	12点钟方向	大牵拉器、口镜
	前份近口角区	向左偏	9点钟方向	棉签
	24、25、26 对应颊黏膜近前庭沟区	略向右偏	12点钟方向	大牵拉器
	27、28 对应颊黏膜近前庭沟区	略向左偏	2点钟方向	口镜、棉签
	34、35、36 对应颊黏膜近前庭沟区	向前	12点钟方向	大牵拉器
	37、38 对应颊黏膜近前庭沟区	向前	2点钟方向	口镜、棉签

（一）右颊

1. 右颊全域或中份 患者的体位、拍摄助手和拍摄者的位置、牵拉方式、取景范围示意见图 5-2-1。右颊全域黏膜病损的拍摄牵拉方式和规范化照片示例见图 5-2-2～图 5-2-4。

（1）患者：躺于椅背与地面成 40°～45° 的牙椅上，大张口，面部向右偏。

（2）拍摄助手：站立于患者后方 12 点钟方向，右手手持大牵拉器将右颊黏膜向右并同时向前方牵拉，使其尽量伸展平整无皱褶，左手持口镜将右侧舌腹压向左侧（若舌体对颊部无遮挡，可不用口镜），然后让患者面部向右偏。这样才能有助于拍摄者的镜头垂直于右颊黏膜，采集到规范化照片，否则右颊黏膜可能出现皱褶影响病损表面的完全展示，或仅能拍摄到小面积右颊黏膜。

（3）拍摄者：站立于患者右前方 7 点钟方向进行拍摄。

2. 右颊后份 拍摄方式同右颊全域或中份，仅取景范围后移，以使目标病损中心位于构图的黄金分割点内（图 5-2-5）。右颊后份黏膜病损的拍摄牵拉方式和规范化照片示例见图 5-2-6、图 5-2-7。

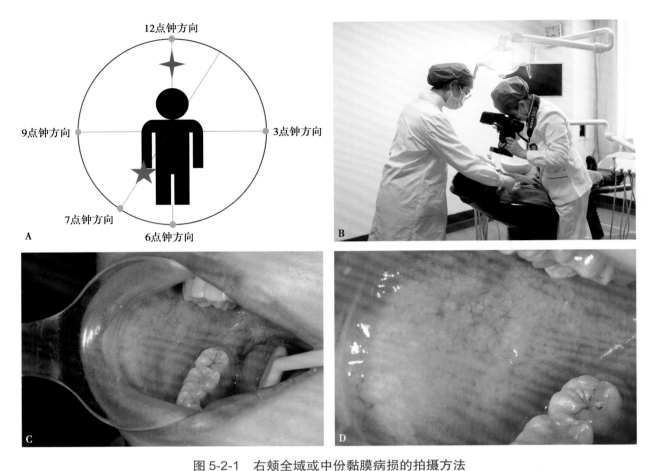

图 5-2-1 右颊全域或中份黏膜病损的拍摄方法

A. 患者、拍摄助手（"绿星"示）、拍摄者（"红星"示）的位置示意图 B. 患者的体位、拍摄助手和拍摄者的位置 C. 牵拉方式（以正常黏膜示意，拍摄者视角） D. 取景范围（以正常黏膜示意）

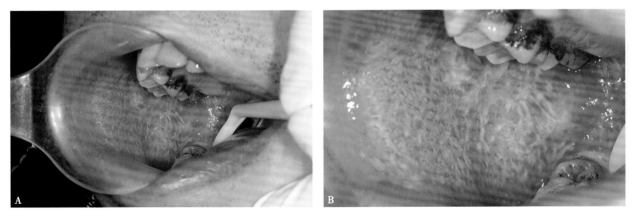

图 5-2-2 右颊全域黏膜病损的拍摄
A. 牵拉方式（拍摄者视角） B. 规范化照片（口腔扁平苔藓）

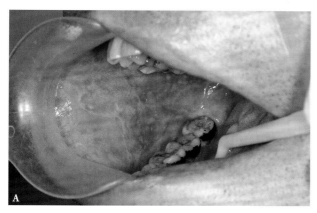
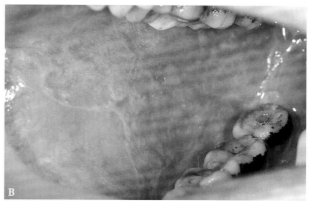

图 5-2-3　右颊全域黏膜病损的拍摄
A. 牵拉方式（拍摄者视角）　B. 规范化照片（口腔扁平苔藓）

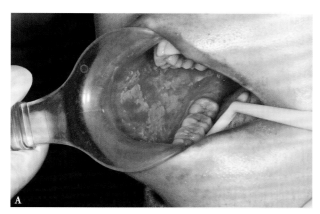
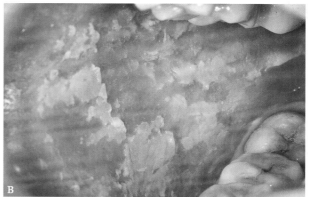

图 5-2-4　右颊全域黏膜病损的拍摄
A. 牵拉方式（拍摄者视角）　B. 规范化照片（白色海绵状斑痣）

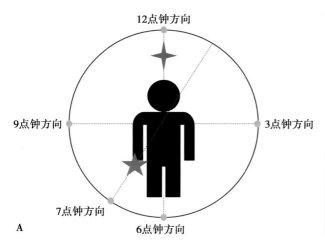
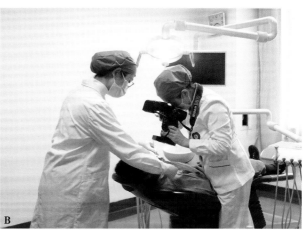

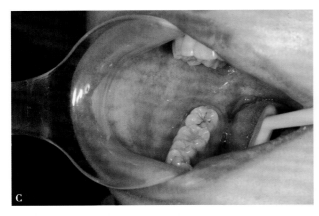
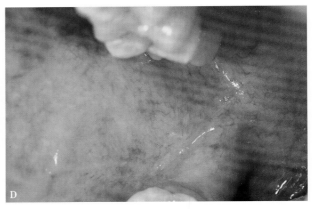

图 5-2-5　右颊后份黏膜病损的拍摄方法

A. 患者、拍摄助手（"绿星"示）、拍摄者（"红星"示）的位置示意图　B. 患者的体位、拍摄助手和拍摄者的位置　C. 牵拉方式（以正常黏膜示意，拍摄者视角）　D. 取景范围（以正常黏膜示意）

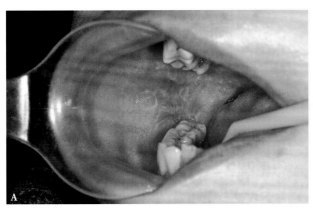
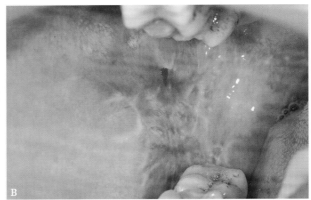

图 5-2-6　右颊后份黏膜病损的拍摄
A. 牵拉方式（拍摄者视角）　B. 规范化照片（口腔扁平苔藓）

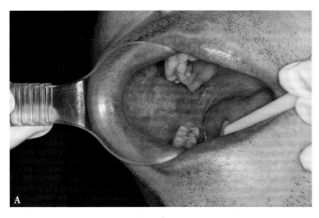
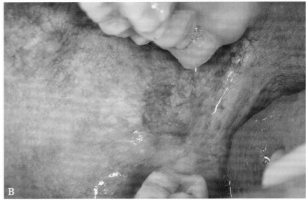

图 5-2-7　右颊后份黏膜病损的拍摄
A. 牵拉方式（拍摄者视角）　B. 规范化照片（口腔扁平苔藓）

3. 右颊前份近口角区 患者的体位、拍摄助手和拍摄者的位置、牵拉方式、取景范围示意见图5-2-8。右颊前份近口角区黏膜病损的拍摄牵拉方式和规范化照片示例见图5-2-9。

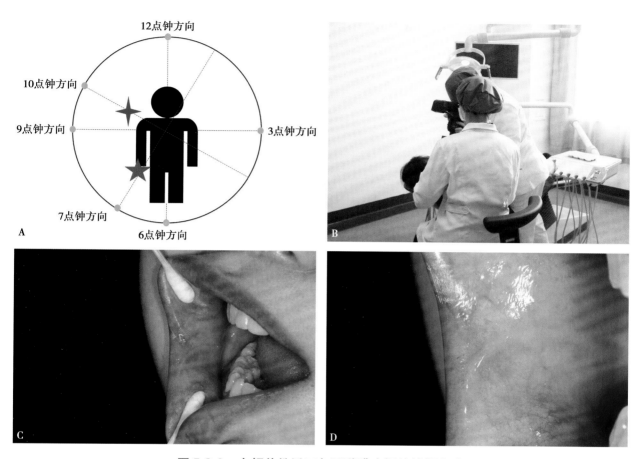

图5-2-8 右颊前份近口角区黏膜病损的拍摄方法
A. 患者、拍摄助手（"绿星"示）、拍摄者（"红星"示）的位置示意图 B. 患者的体位、拍摄助手和拍摄者的位置 C. 牵拉方式（以正常黏膜示意，拍摄者视角） D. 取景范围（以正常黏膜示意）

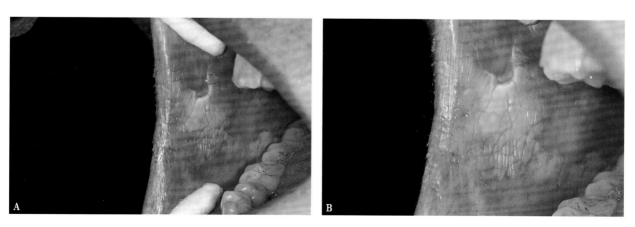

图5-2-9 右颊前份近口角区黏膜病损的拍摄
A. 牵拉方式（拍摄者视角） B. 规范化照片（口腔白斑病）

（1）患者：躺于椅背与地面成 40°～45° 的牙椅上，大张口，面部尽量向右偏。

（2）拍摄助手：坐于患者右后方 10 点钟方向。不用牵拉器，借助棉签牵拉颊黏膜。可在患侧面部后方放置黑色背景布，以避免诊室内环境或患者衣物的干扰，保持照片画面的整洁。

（3）拍摄者：站立于患者右前方 7 点钟方向进行拍摄。

4. 14、15、16 对应颊黏膜近前庭沟区　患者的体位、拍摄助手和拍摄者的位置、牵拉方式、取景范围示意见图 5-2-10。14、15、16 对应颊黏膜近前庭沟区病损的拍摄牵拉方式和规范化照片示例见图 5-2-11。

（1）患者：躺于椅背与地面成 40°～45° 的牙椅上，面部向前略向右偏，颏部尽量向上抬起。

（2）拍摄助手：坐于患者右后方 10 点钟方向，用大牵拉器向右上牵拉开右颊黏膜。

（3）拍摄者：站立于患者右前方 7 点钟方向进行拍摄。

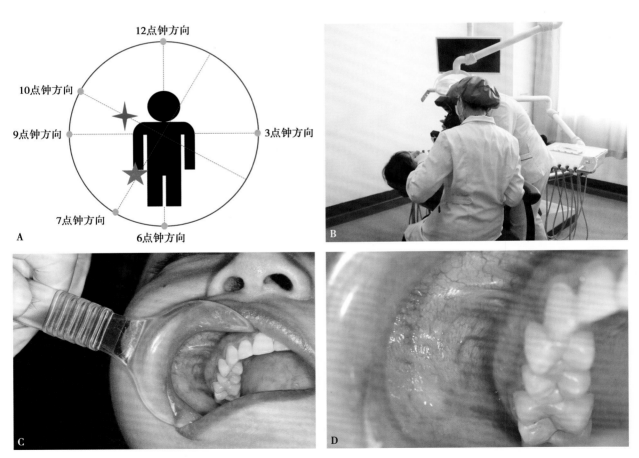

图 5-2-10　14、15、16 对应颊黏膜近前庭沟区病损的拍摄方法

A. 患者、拍摄助手（"绿星"示）、拍摄者（"红星"示）的位置示意图　B. 患者的体位、拍摄助手和拍摄者的位置　C. 牵拉方式（以正常黏膜示意，拍摄者视角）　D. 取景范围（以正常黏膜示意）

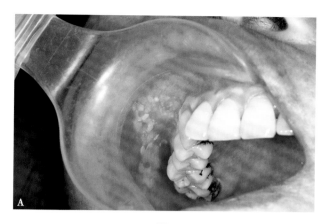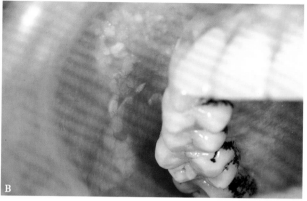

图 5-2-11　14、15、16 对应颊黏膜近前庭沟区病损的拍摄
A．牵拉方式（拍摄者视角）　B．规范化照片（口腔白斑病）

5. 17、18 对应颊黏膜近前庭沟区　患者的体位、拍摄助手和拍摄者的位置、牵拉方式、取景范围示意见图 5-2-12。17 对应颊黏膜近前庭沟区病损的拍摄牵拉方式和规范化照片示例见图 5-2-13。

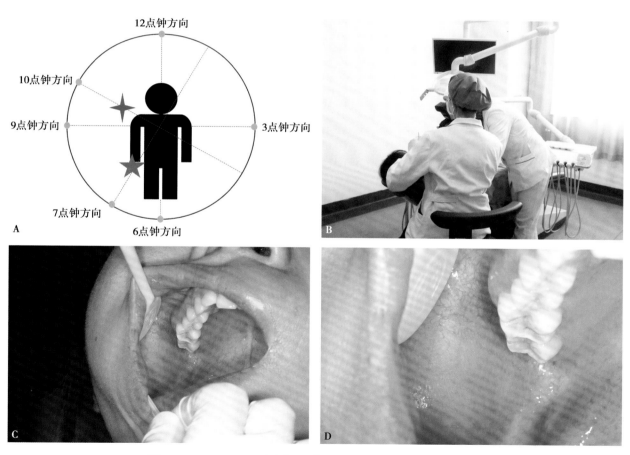

图 5-2-12　17、18 对应颊黏膜近前庭沟区病损的拍摄方法
A．患者、拍摄助手（"绿星"示）、拍摄者（"红星"示）的位置示意图　B．患者的体位、拍摄助手和拍摄者的位置　C．牵拉方式（以正常黏膜示意，拍摄者视角）　D．取景范围（以正常黏膜示意）

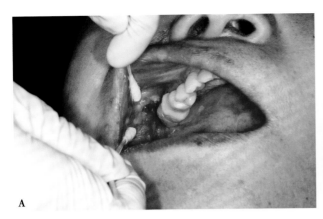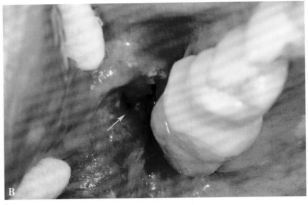

图 5-2-13 17 对应颊黏膜近前庭沟区病损的拍摄

A. 牵拉方式（拍摄者视角） B. 规范化照片（右颊后上份近前庭沟处病损隐蔽，且最具癌变特征，箭头示）

（1）患者：躺于椅背与地面成 40°～45° 的牙椅上，患者面部向前略向右偏，颏部尽量向上抬起。

（2）拍摄助手：坐于患者右后方 10 点钟方向，用口镜和 / 或棉签向右侧牵拉开右颊黏膜。此时为尽力牵拉开右颊黏膜使光线进入，常难以避免口镜和棉签进入构图内。

（3）拍摄者：站立于患者右前方 7 点钟方向进行拍摄。

6. 44、45、46 对应颊黏膜近前庭沟区 患者的体位、拍摄助手和拍摄者的位置、牵拉方式、取景范围示意见图 5-2-14。44、45、46 对应颊黏膜近前庭沟区病损的拍摄牵拉方式和规范化照片示例见图 5-2-15。

（1）患者：患者躺于椅背与地面成 40°～45° 的牙椅上，患者面部向前。

（2）拍摄助手：坐于患者右后方 10 点钟方向，用大牵拉器向右下牵拉开右颊黏膜。

（3）拍摄者：站立于患者右前方 7 点钟方向进行拍摄。

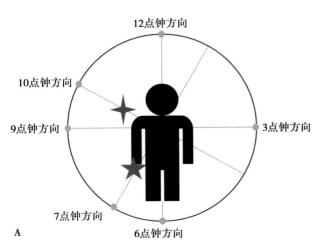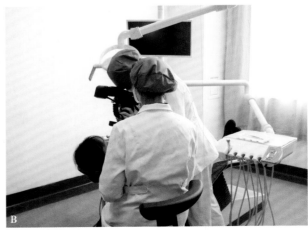

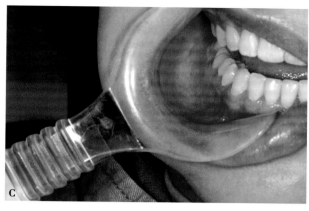
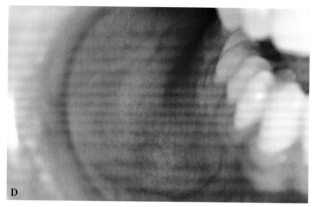

图 5-2-14 44、45、46 对应颊黏膜近前庭沟区病损的拍摄方法
A. 患者、拍摄助手（"绿星"示）、拍摄者（"红星"示）的位置示意图 B. 患者的体位、拍摄助手和拍摄者的位置 C. 牵拉方式（以正常黏膜示意，拍摄者视角） D. 取景范围（以正常黏膜示意）

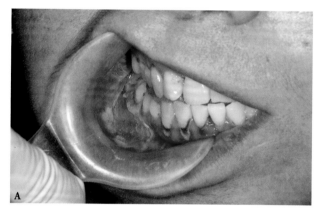
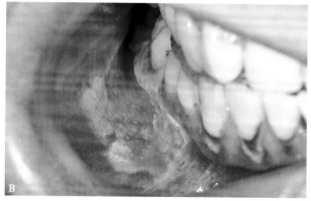

图 5-2-15 44、45、46 对应颊黏膜近前庭沟区病损的拍摄
A. 牵拉方式（拍摄者视角） B. 规范化照片（口腔扁平苔藓）

7. 47、48 对应颊黏膜近前庭沟区 患者的体位、拍摄助手和拍摄者的位置、牵拉方式、取景范围示意见图 5-2-16。47、48 对应颊黏膜近前庭沟区病损的拍摄牵拉方式和规范化照片示例见图 5-2-17、图 5-2-18。

（1）患者：躺于椅背与地面成 40°～45° 的牙椅上，面部向前。

（2）拍摄助手：坐于患者右后方 10 点钟方向，用口镜和 / 或棉签向右侧牵拉开右颊黏膜。此时为尽力牵拉开右颊黏膜使光线进入，常难以避免口镜和棉签进入构图内。

（3）拍摄者：站立于患者右前方 7 点钟方向进行拍摄。

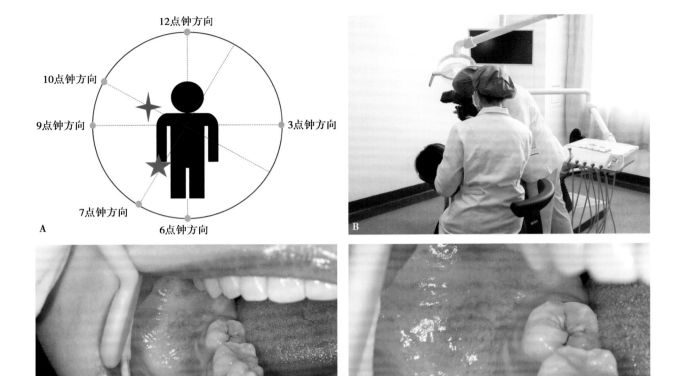

图 5-2-16　47、48 对应颊黏膜近前庭沟区病损的拍摄方法

A. 患者、拍摄助手（"绿星"示）、拍摄者（"红星"示）的位置示意图　B. 患者的体位、拍摄助手和拍摄者的位置　C. 牵拉方式（以正常黏膜示意，拍摄者视角）　D. 取景范围（以正常黏膜示意）

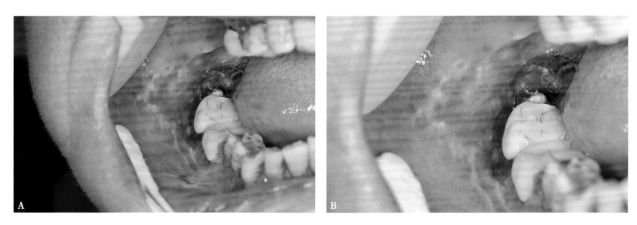

图 5-2-17　47、48 对应颊黏膜近前庭沟区病损的拍摄

A. 牵拉方式（拍摄者视角）　B. 规范化照片（口腔扁平苔藓）

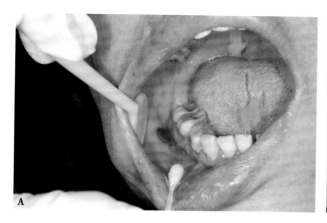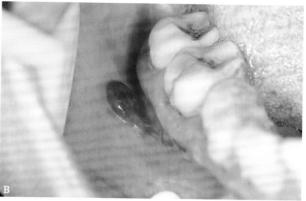

图 5-2-18　47 对应颊黏膜近前庭沟区病损的拍摄
A. 牵拉方式（拍摄者视角）　B. 规范化照片（黏膜类天疱疮）

（二）左颊

1. 左颊全域或中份　患者的体位、拍摄助手和拍摄者的位置、牵拉方式、取景范围示意见图 5-2-19。左颊全域或中份黏膜病损的拍摄牵拉方式和规范化照片示例见图 5-2-20～图 5-2-22。

（1）患者：躺于椅背与地面成 40°～45° 的牙椅上，面部向左偏，大张口。

（2）拍摄助手：站立于患者后方 12 点钟方向，左手持大牵拉器将左颊黏膜向左并同时向前方牵拉，使其尽量伸展平整无皱褶，右手持口镜将左舌腹压向右侧（若舌体对颊部无遮挡，可不用口镜）。

（3）拍摄者：站立于患者右前方 7 点钟方向进行拍摄。

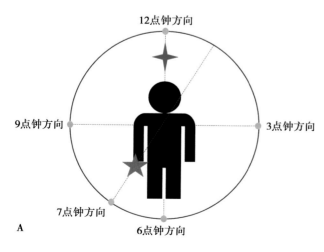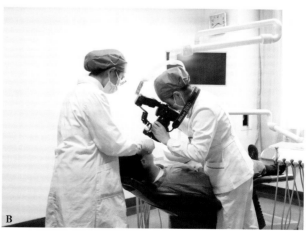

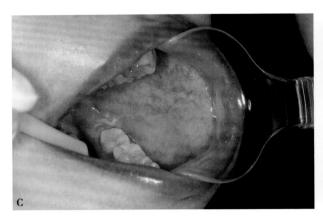
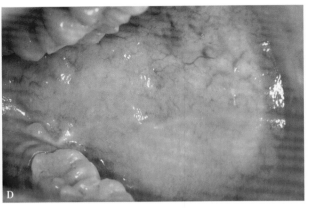

图 5-2-19 左颊全域或中份黏膜病损的拍摄方法

A. 患者、拍摄助手（"绿星"示）、拍摄者（"红星"示）的位置示意图 B. 患者的体位、拍摄助手和拍摄者的位置 C. 牵拉方式（以正常黏膜示意，拍摄者视角） D. 取景范围（以正常黏膜示意）

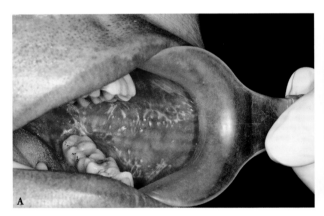
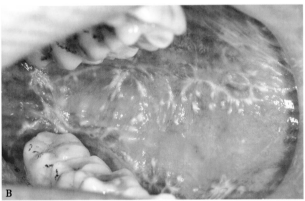

图 5-2-20 左颊全域黏膜病损的拍摄

A. 牵拉方式（拍摄者视角） B. 规范化照片（口腔扁平苔藓）

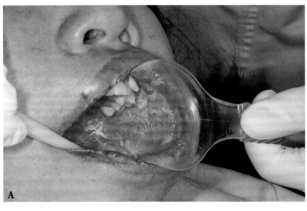
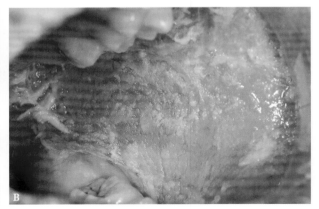

图 5-2-21 左颊全域黏膜病损的拍摄

A. 牵拉方式（拍摄者视角） B. 规范化照片（白色海绵状斑痣）

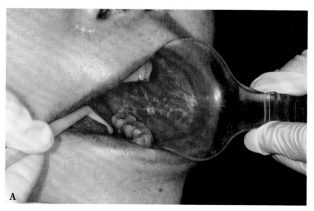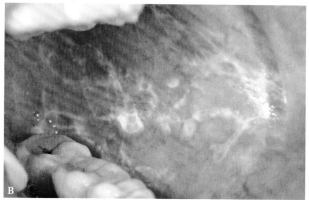

图 5-2-22　左颊全域黏膜病损的拍摄
A. 牵拉方式（拍摄者视角）　B. 规范化照片（口腔扁平苔藓）

2. 左颊后份　拍摄方式同左颊全域或中份，仅取景范围后移，以使目标病损中心位于构图的黄金分割点内（图 5-2-23）。左颊后份黏膜病损的拍摄牵拉方式和规范化照片示例见图 5-2-24、图 5-2-25。

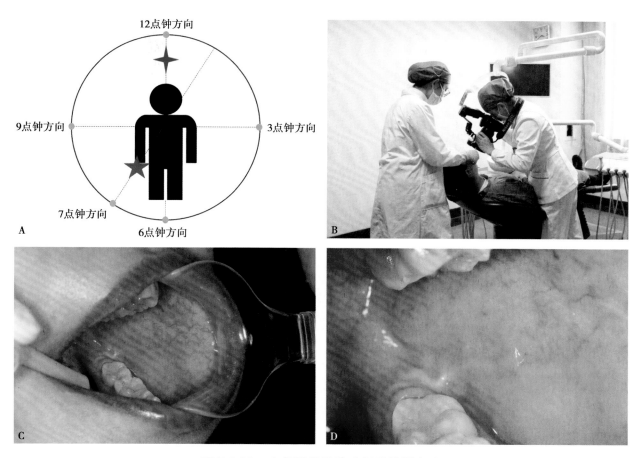

图 5-2-23　左颊后份黏膜病损的拍摄方法
A. 患者、拍摄助手（"绿星"示）、拍摄者（"红星"示）的位置示意图　B. 患者的体位、拍摄助手和拍摄者的位置　C. 牵拉方式（以正常黏膜示意，拍摄者视角）　D. 取景范围（以正常黏膜示意）

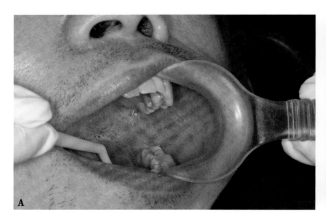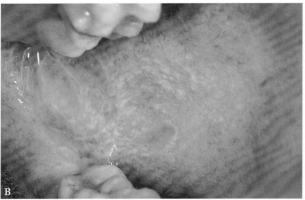

图 5-2-24　左颊后份黏膜病损的拍摄
A. 牵拉方式（拍摄者视角）　B. 规范化照片（口腔扁平苔藓）

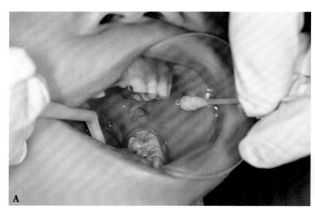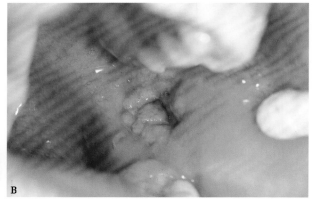

图 5-2-25　左颊后份黏膜病损的拍摄
A. 牵拉方式（拍摄者视角，因溃疡深凹，为展示溃疡底部，加用棉签将病损近中向的黏膜再往下压）　B. 规范化照片（青少年腺周口疮）

3. 左颊前份近口角区　患者的体位、拍摄助手和拍摄者的位置、牵拉方式、取景范围示意见图 5-2-26。左颊前份近口角区黏膜病损的拍摄牵拉方式和规范化照片示例见图 5-2-27。

（1）患者：躺于椅背与地面成 40°～45° 的牙椅上，面部向左偏。

（2）拍摄助手：坐于患者右侧 9 点钟方向，不用牵拉器，借助棉签牵拉颊黏膜。可在左侧面部后方放置黑色背景布，以避免诊室内环境或患者衣物的干扰，保持照片画面的整洁。

（3）拍摄者：站立于患者右前方 7 点钟方向进行拍摄。

4. 24、25、26 对应颊黏膜近前庭沟区　患者的体位、拍摄助手和拍摄者的位置、牵拉方式、取景范围示意见图 5-2-28。24、25、26 对应颊黏膜近前庭沟区病损的拍摄牵拉方式和规范化照片示例见图 5-2-29。

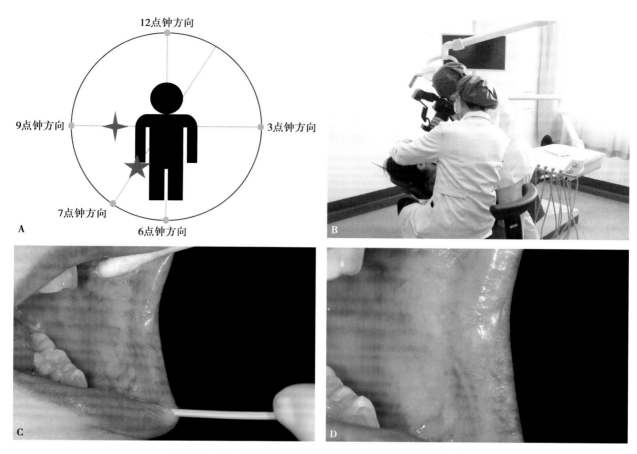

图 5-2-26　左颊前份近口角区黏膜病损的拍摄方法

A. 患者、拍摄助手（"绿星"示）、拍摄者（"红星"示）的位置示意图　B. 患者的体位、拍摄助手和拍摄者的位置　C. 牵拉方式（以正常黏膜示意，拍摄者视角）　D. 取景范围（以正常黏膜示意）

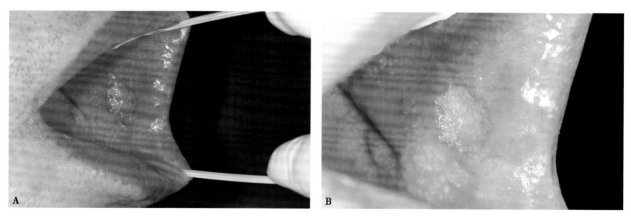

图 5-2-27　左颊前份近口角区黏膜病损的拍摄

A. 牵拉方式（拍摄者视角）　B. 规范化照片（复发性阿弗他溃疡）

（1）患者：躺于椅背与地面成 40°～45° 的牙椅上，面部向前略向右偏，颏部尽量向上抬起。

（2）拍摄助手：站立于患者后方12点钟方向，用大牵拉器向左上牵拉开左颊黏膜。

（3）拍摄者：站立于患者右前方7点钟方向进行拍摄。

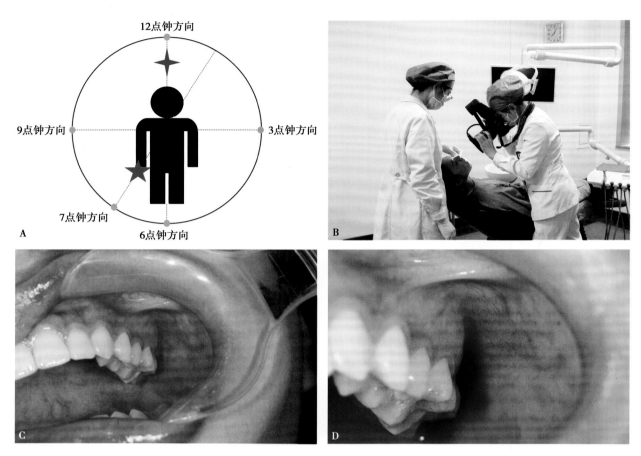

图 5-2-28　24、25、26 对应颊黏膜近前庭沟区病损的拍摄方法

A. 患者、拍摄助手（"绿星"示）、拍摄者（"红星"示）的位置示意图　B. 患者的体位、拍摄助手和拍摄者的位置　C. 牵拉方式（以正常黏膜示意，拍摄者视角）　D. 取景范围（以正常黏膜示意）

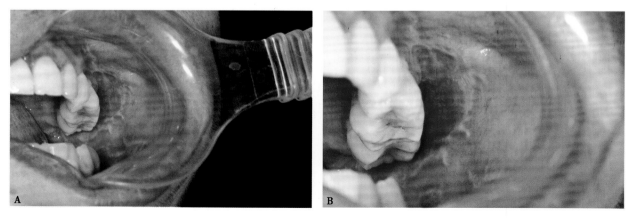

图 5-2-29　24、25、26 对应颊黏膜近前庭沟区病损的拍摄

A. 牵拉方式（拍摄者视角）　B. 规范化照片（口腔扁平苔藓）

5. 27、28 对应颊黏膜近前庭沟区 患者的体位、拍摄助手和拍摄者的位置、牵拉方式、取景范围示意见图 5-2-30。27、28 对应颊黏膜近前庭沟区病损的拍摄牵拉方式和规范化照片示例见图 5-2-31。

（1）患者：躺于椅背与地面成 40°～45° 的牙椅上，面部略向左偏，颏部向上抬起。

（2）拍摄助手：坐于患者左侧 2 点钟方向，用口镜和棉签向左侧牵拉开左颊黏膜。此时为尽力牵拉开左颊黏膜使光线进入，常难以避免口镜和棉签进入构图内。

（3）拍摄者：站立于患者右前方 7 点钟方向进行拍摄。

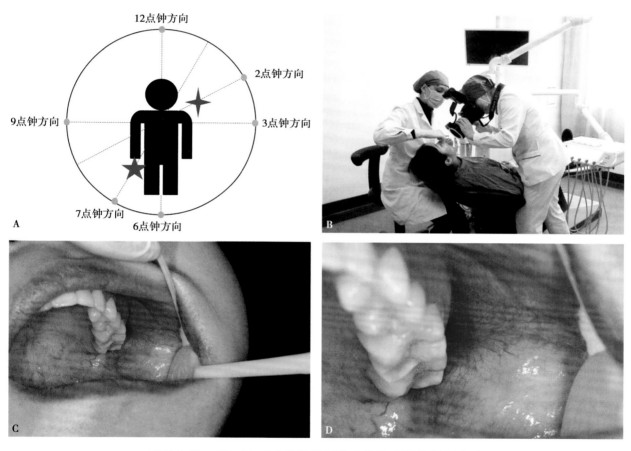

图 5-2-30 27、28 对应颊黏膜近前庭沟区病损的拍摄方法
A. 患者、拍摄助手（"绿星"示）、拍摄者（"红星"示）的位置示意图 B. 患者的体位、拍摄助手和拍摄者的位置 C. 牵拉方式（以正常黏膜示意，拍摄者视角） D. 取景范围（以正常黏膜示意）

6. 34、35、36 对应颊黏膜近前庭沟区 患者的体位、拍摄助手和拍摄者的位置、牵拉方式、取景范围示意见图 5-2-32。34、35、36 对应颊黏膜近前庭沟区病损的拍摄牵拉方式和规范化照片示例见图 5-2-33、图 5-2-34。

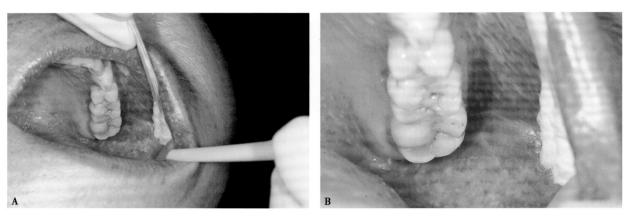

图 5-2-31 27、28 对应颊黏膜近前庭沟区病损的拍摄
A. 牵拉方式（拍摄者视角） B. 规范化照片（口腔扁平苔藓）

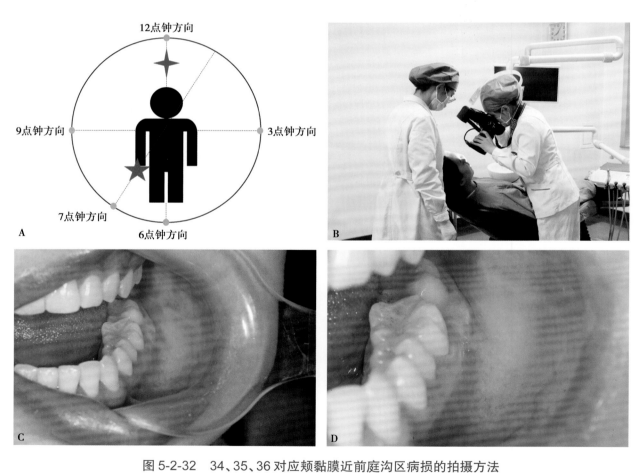

图 5-2-32 34、35、36 对应颊黏膜近前庭沟区病损的拍摄方法
A. 患者、拍摄助手（"绿星"示）、拍摄者（"红星"示）的位置示意图 B. 患者的体位、拍摄助手和拍摄者的位置 C. 牵拉方式（以正常黏膜示意，拍摄者视角） D. 取景范围（以正常黏膜示意）

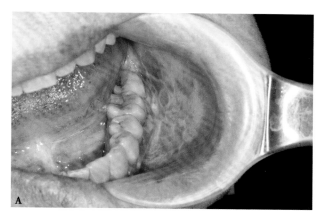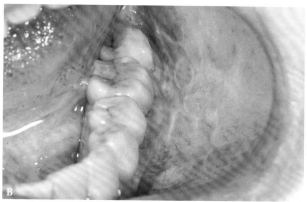

图 5-2-33 34、35、36 对应颊黏膜近前庭沟区病损的拍摄
A. 牵拉方式（拍摄者视角） B. 规范化照片（口腔扁平苔藓）

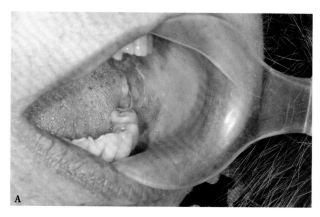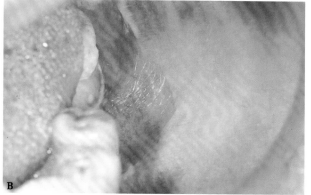

图 5-2-34 34、35、36 对应颊黏膜近前庭沟区病损的拍摄
A. 牵拉方式示意（拍摄者视角） B. 规范化照片（口腔斑纹类疾病）

（1）患者：躺于椅背与地面成 40°～45° 的牙椅上，面部向前，颏部放低。

（2）拍摄助手：站立于患者后方 12 点钟方向，用大牵拉器向左侧牵拉开左颊黏膜。

（3）拍摄者：站立于患者右前方 7 点钟方向进行拍摄。

7. 37、38 对应颊黏膜近前庭沟区 患者的体位、拍摄助手和拍摄者的位置、牵拉方式、取景范围示意见图 5-2-35。37、38 对应颊黏膜近前庭沟区病损的拍摄牵拉方式和规范化照片示例见图 5-2-36。

（1）患者：患者躺于椅背与地面成 40°～45° 的牙椅上，面部向前，颏部放低。

（2）拍摄助手：坐于患者左侧 2 点钟方向，用口镜和棉签向左侧牵拉开左颊黏膜。此时为尽力牵拉开左颊黏膜使光线进入，常难以避免口镜和棉签进入构图内。

（3）拍摄者：站立于患者右前方 7 点钟方向进行拍摄。

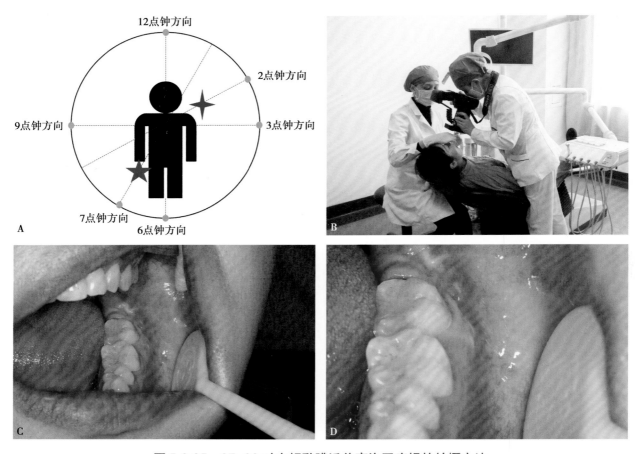

图 5-2-35 37、38 对应颊黏膜近前庭沟区病损的拍摄方法

A. 患者、拍摄助手（"绿星"示）、拍摄者（"红星"示）的位置示意图 B. 患者的体位、拍摄助手和拍摄者的位置 C. 牵拉方式（以正常黏膜示意，拍摄者视角） D. 取景范围（以正常黏膜示意）

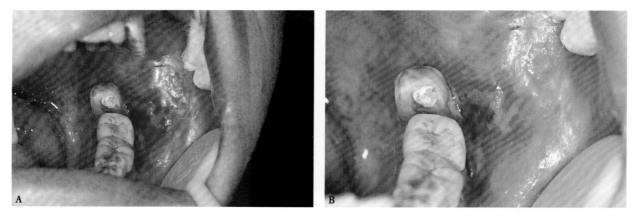

图 5-2-36 37、38 对应颊黏膜近前庭沟区病损的拍摄

A. 牵拉方式（拍摄者视角） B. 规范化照片（口腔扁平苔藓）

三、牙龈黏膜病损

牙龈黏膜病损的拍摄需通过牵拉尽可能多地暴露牙龈各部分，包括游离龈、附着龈和前庭沟。根据病损所在牙龈的具体部位和面积大小需采用不同的拍摄方法，其拍摄方法要点如下（表5-3-1）。

（1）摄影方法：对目标病损进行直接拍摄或采用反光镜方式拍摄。

（2）辅助器材：牵拉器、反光镜、口镜、棉签、乳胶手套。

（3）拍摄者位置：患者右前方7点钟方向。

（4）牙椅设定：椅背与地面成40°～45°。

表 5-3-1 牙龈各部位病损拍摄的方法要点

目标病损部位			患者面部朝向	负责牵拉的拍摄助手位置	辅助器材
上下颌前牙和前磨牙唇颊侧牙龈黏膜 上颌前牙和上颌前磨牙唇颊侧牙龈黏膜 下颌前牙和下颌前磨牙唇颊侧牙龈黏膜			朝向正面稍向右偏（5°左右）	12点钟方向	大牵拉器
上颌前牙唇侧牙龈黏膜 下颌前牙唇侧牙龈黏膜				12点钟方向	乳胶手套
上颌牙腭侧牙龈黏膜				—	—
下颌前牙舌侧牙龈黏膜				助手1：12点钟方向 助手2：3点钟方向	反光镜、指状牵拉器
右侧	右侧上下颌牙 唇颊侧牙龈黏膜	直接拍摄	略向左偏	12点钟方向	颊侧牵拉器、大牵拉器
	右侧上下颌后牙 唇颊侧牙龈黏膜	反光镜方式	略向右偏	12点钟方向	反光镜、大牵拉器
	右侧上颌牙 唇颊侧牙龈黏膜	直接拍摄	略向左偏	12点钟方向	颊侧牵拉器、大牵拉器
	右侧上颌后牙 颊侧牙龈黏膜	直接拍摄	略向左偏	12点钟方向	大牵拉器
				9点钟方向	口镜、棉签
		反光镜方式	略向右偏	12点钟方向	反光镜、口镜
	右侧上颌后牙 腭侧牙龈黏膜	直接拍摄	略向右偏	—	—

续表

目标病损部位		患者 面部朝向	负责牵拉的 拍摄助手位置	辅助器材
	右侧下颌牙 唇颊侧牙龈黏膜	直接拍摄	略向左偏	12 点钟方向	颊侧牵拉器、大牵拉器
	右侧下颌后牙 颊侧牙龈黏膜	直接拍摄	略向左偏	12 点钟方向	大牵拉器
				9 点钟方向	口镜、棉签
		反光镜方式	略向右偏	12 点钟方向	反光镜、口镜
	右侧下颌后牙 舌侧牙龈黏膜	反光镜方式	略向左偏	11 点钟方向	反光镜、大拉钩
左侧	**左侧上下颌牙** 唇颊侧牙龈黏膜	直接拍摄	朝向正面 稍向右偏 （5°左右）	12 点钟方向	颊侧牵拉器、大牵拉器
	左侧上下颌后牙 颊侧牙龈黏膜	反光镜方式	略向左偏	12 点钟方向	反光镜、大牵拉器
	左侧上颌牙 唇颊侧牙龈黏膜	直接拍摄	朝向正面 稍向右偏 （5°左右）	12 点钟方向	颊侧牵拉器、大牵拉器
	左侧上颌后牙 颊侧牙龈黏膜	直接拍摄	略向右偏	12 点钟方向	大牵拉器
				2 点钟方向	口镜、棉签
		反光镜方式	略向左偏	12 点钟方向	反光镜、口镜
	左侧上颌后牙 腭侧牙龈黏膜	直接拍摄	略向左偏	—	—
	左侧下颌牙 唇颊侧牙龈黏膜	直接拍摄	朝向正面 稍向右偏 （5°左右）	12 点钟方向	颊侧牵拉器、大牵拉器
	左侧下颌后牙 颊侧牙龈黏膜	直接拍摄	略向右偏	12 点钟方向	大牵拉器
				2 点钟方向	口镜、棉签
		反光镜方式	略向左偏	12 点钟方向	反光镜、口镜
	左侧下颌后牙 舌侧牙龈黏膜	反光镜方式	朝向正面 稍向右偏 （5°左右）	11 点钟方向	反光镜、大牵拉器

（一）前牙和前磨牙区唇颊侧牙龈

1. 上下颌前牙和前磨牙区唇颊侧牙龈 患者的体位、拍摄助手和拍摄者的位置、牵拉方式、取景范围示意见图 5-3-1。上下颌前牙和前磨牙区唇颊侧牙龈黏膜广泛病损的拍摄牵拉方式和规范化照片示例见图 5-3-2、图 5-3-3。

（1）患者：躺于椅背与地面成 40°～45° 的牙椅上，面部朝向正面稍向右偏（5°左右），咬合呈牙尖交错位。

（2）拍摄助手：站立于患者后方（12 点钟方向），用 2 个大牵拉器进行双侧牵拉。牵拉器的握持部分与咬合平面平行，两侧牵拉器要对称以避免照片的偏斜，且使上下颌牙龈暴露部分基本相同。牵拉器稍微向前方拉开的同时向两边牵拉，以尽量拉开唇黏膜，并使唇颊黏膜均完全远离牙齿，最大程度地暴露唇颊侧牙龈黏膜和颊侧间隙。

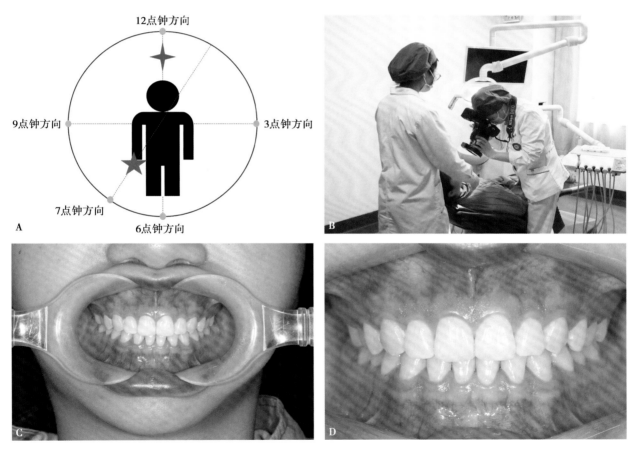

图 5-3-1 上下颌前牙和前磨牙区唇颊侧牙龈黏膜广泛病损的拍摄方法
A. 患者、拍摄助手（"绿星"示）、拍摄者（"红星"示）的位置示意图 B. 患者的体位、拍摄助手和拍摄者的位置 C. 牵拉方式（以正常黏膜示意，拍摄者视角） D. 取景范围（以正常黏膜示意）

（3）拍摄者：站立于患者右前方 7 点钟方向进行拍摄，使用瞳孔连线校正相机避免倾斜，相机要与𬌗平面平行，镜头长轴垂直于前牙表面。拍摄时尽量减少大牵拉器进入构图以内。

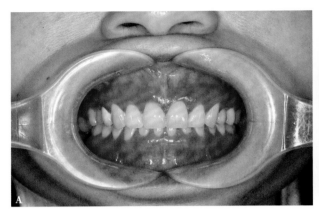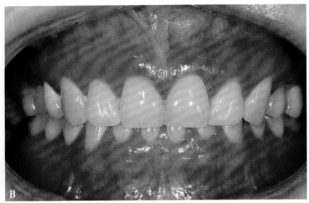

图 5-3-2　上下颌前牙和前磨牙区唇颊侧牙龈黏膜广泛病损的拍摄
A. 牵拉方式（拍摄者视角）　B. 规范化照片（浆细胞性龈炎）

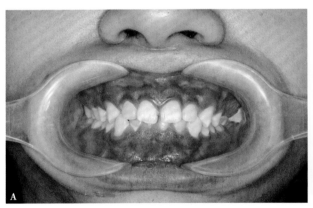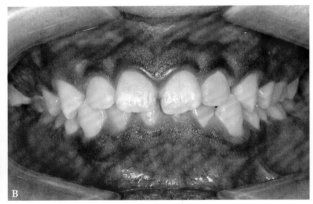

图 5-3-3　上下颌前牙和前磨牙区唇颊侧牙龈黏膜广泛病损的拍摄
A. 牵拉方式（拍摄者视角）　B. 规范化照片（黏膜黑斑）

2. 上颌前牙和上颌前磨牙唇颊侧牙龈　患者的体位、拍摄助手和拍摄者的位置、牵拉方式、取景范围示意见图 5-3-4。上颌前牙和上颌前磨牙唇颊侧牙龈黏膜病损的拍摄牵拉方式和规范化照片示例见图 5-3-5。

（1）患者：躺于椅背与地面成 40°～45° 的牙椅上，面部朝向正面稍向右偏（5° 左右），微微张口。

（2）拍摄助手：站立于患者后方（12 点钟方向），用两个大牵拉器进行双侧牵拉，拍摄助手牵拉大牵拉器的手稍微往上，高于上颌咬合平面一些。

（3）拍摄者：站立于患者的右前方7点钟方向进行拍摄。

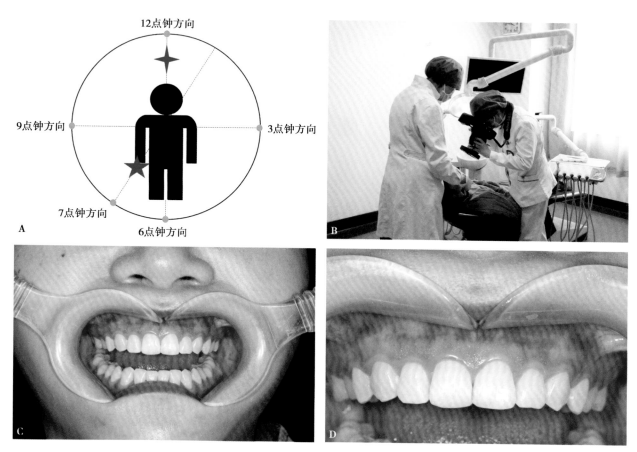

图 5-3-4　上颌前牙和上颌前磨牙唇颊侧牙龈黏膜广泛病损的拍摄方法

A. 患者、拍摄助手（"绿星"示）、拍摄者（"红星"示）的位置示意图　B. 患者的体位、拍摄助手和拍摄者的位置　C. 牵拉方式（以正常黏膜示意，拍摄者视角）　D. 取景范围（以正常黏膜示意）

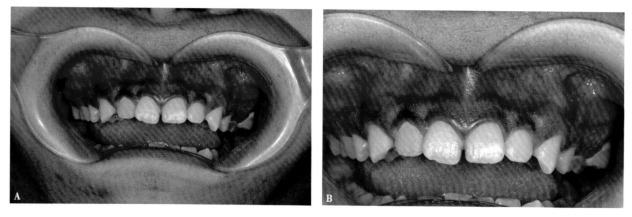

图 5-3-5　上颌前牙和上颌前磨牙唇颊侧牙龈黏膜广泛病损的拍摄
A. 牵拉方式（拍摄者视角）　B. 规范化照片（黏膜黑斑）

仅拍摄上颌前牙唇侧牙龈黏膜病损时，患者体位和拍摄者位置同前，但仅需由拍摄助手佩戴乳胶手套后直接将上唇向上向外翻转（图5-3-6）。上颌前牙唇侧牙龈黏膜病损的拍摄牵拉方式和规范化照片示例见图5-3-7。

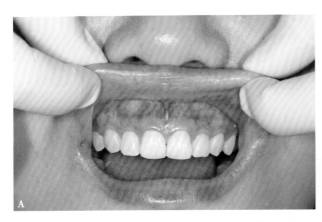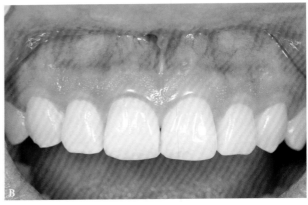

图5-3-6 上颌前牙唇侧牙龈黏膜广泛病损的拍摄方法
A. 牵拉方式（以正常黏膜示意，拍摄者视角） B. 取景范围（以正常黏膜示意）

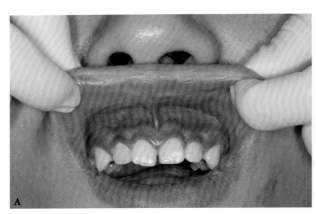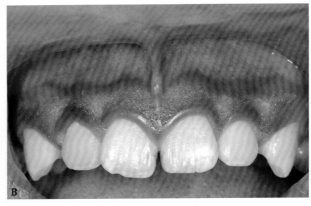

图5-3-7 上颌前牙唇侧牙龈黏膜广泛病损的拍摄
A. 牵拉方式（拍摄者视角） B. 规范化照片（黏膜黑斑）

3. 下颌前牙和下颌前磨牙唇颊侧牙龈 患者的体位、拍摄助手和拍摄者的位置、牵拉方式、取景范围示意见图5-3-8。下颌前牙和下颌前磨牙唇颊侧牙龈黏膜病损的拍摄牵拉方式和规范化照片示例见图5-3-9。

（1）患者：躺于椅背与地面成40°～45°的牙椅上，面部朝向正面稍向右偏（5°左右），微微张口。

（2）拍摄助手：站立于患者后方12点钟方向，拍摄助手牵拉大牵拉器的手稍微往下，低于下颌咬合平面一些。

（3）拍摄者：站立于患者的右前方7点钟方向进行拍摄。

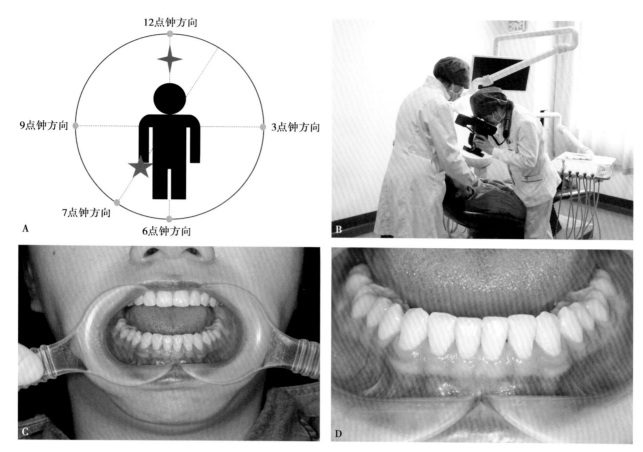

图 5-3-8 下颌前牙和下颌前磨牙唇颊侧牙龈黏膜广泛病损的拍摄方法

A. 患者、拍摄助手（"绿星"示）、拍摄者（"红星"示）的位置示意图 B. 患者的体位、拍摄助手和拍摄者的位置 C. 牵拉方式（以正常黏膜示意，拍摄者视角） D. 取景范围（以正常黏膜示意）

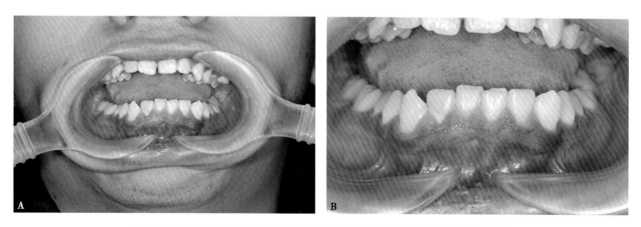

图 5-3-9 下颌前牙和下颌前磨牙唇颊侧牙龈黏膜广泛病损的拍摄
A. 牵拉方式（拍摄者视角） B. 规范化照片（黏膜黑斑）

　　仅拍摄下颌前牙唇侧牙龈黏膜病损时，患者体位和拍摄者位置同前，但仅需由拍摄助手佩戴乳胶手套后直接将下唇向下向外翻转（图 5-3-10）。下颌前牙唇侧牙龈黏膜病损的拍摄牵拉方式和规范化照片示例见图 5-3-11。

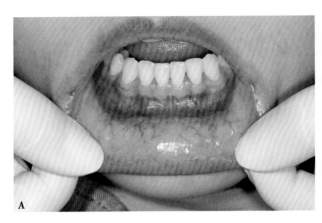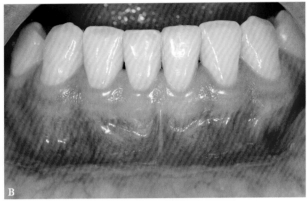

图 5-3-10 下颌前牙唇侧牙龈黏膜广泛病损的拍摄方法
A. 牵拉方式（以正常黏膜示意，拍摄者视角） B. 取景范围（以正常黏膜示意）

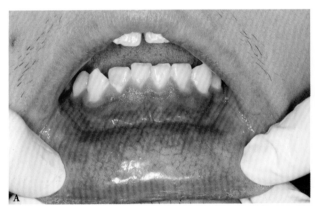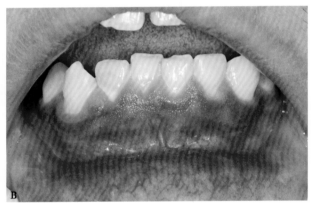

图 5-3-11 下颌前牙唇侧牙龈黏膜广泛病损的拍摄
A. 牵拉方式（拍摄者视角） B. 规范化照片（黏膜黑斑）

（二）右侧牙唇颊侧牙龈

1. 右侧上下颌牙唇颊侧牙龈 患者的体位、拍摄助手和拍摄者的位置、牵拉方式、取景范围示意见图 5-3-12。右侧上下颌牙唇颊侧牙龈黏膜病损的拍摄牵拉方式和规范化照片示例见图 5-3-13。

（1）患者：躺于椅背与地面成 40°～45° 的牙椅上，面部略向左偏，咬合呈牙尖交错位。

（2）拍摄助手：站立于患者后方 12 点钟方向。右侧使用颊侧牵拉器用力往右牵拉，颊侧牵拉器的握持部分与咬合平面平行。左侧使用大牵拉器辅助牵拉，左侧牵拉不需要用力。

（3）拍摄者：站立于患者右前方 7 点钟方向进行拍摄。

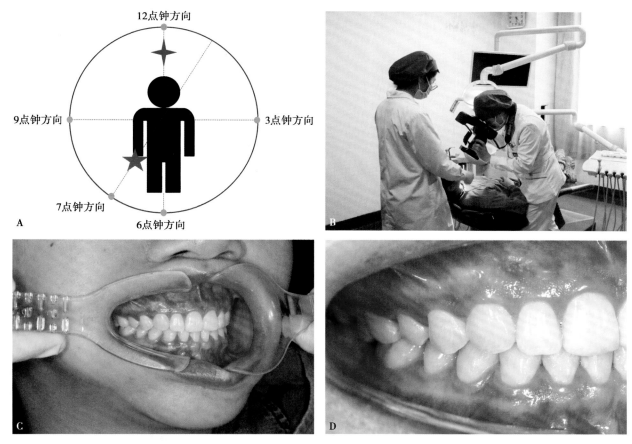

图 5-3-12 右侧上下颌牙唇颊侧牙龈黏膜广泛病损的拍摄方法

A. 患者、拍摄助手（"绿星"示）、拍摄者（"红星"示）的位置示意图 B. 患者的体位、拍摄助手和拍摄者的位置 C. 牵拉方式（以正常黏膜示意，拍摄者视角） D. 取景范围（以正常黏膜示意）

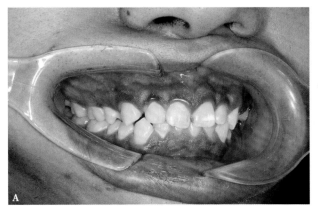
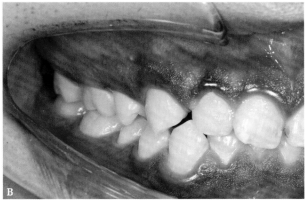

图 5-3-13 右侧上下颌牙唇颊侧牙龈黏膜广泛病损的拍摄

A. 牵拉方式（拍摄者视角，此患者 17 颊侧牙龈病损向根方延展，故颊侧牵拉器的握持部分略高于殆平面）
B. 规范化照片（黏膜黑斑）

2. 右侧上下颌后牙颊侧牙龈　　采用反光镜方式。患者的体位、拍摄助手和拍摄者的位置、牵拉方式、取景范围示意见图 5-3-14。右侧上下颌后牙颊侧牙龈黏膜病损的拍摄牵拉方式和规范化照片示例见图 5-3-15。

（1）患者：躺于椅背与地面成 40°～45°的牙椅上，面部略向右偏，咬合呈牙尖交错位。

（2）拍摄助手：先让患者张大口，在其口内放入一端较窄的颊舌侧反光镜，注意要根据患者口腔大小及其颊黏膜的伸展度来选择适当大小的反光镜。反光镜尽量深入右侧最后一颗磨牙的远中侧，以反光镜末端为起点，用反光镜尽量牵拉开颊黏膜，暴露尽量多的牙龈。然后拍摄助手移步站立于患者后方 12 点钟方向。再于左侧置入大牵拉器，力度轻柔，维持唇部呈开启状态即可。

（3）拍摄者：站立于患者右前方 7 点钟方向。拍摄反光镜内的镜像。拍摄者需要调整反光镜角度和拍摄角度，尽量避免拍摄到实际牙列而形成双重影像。

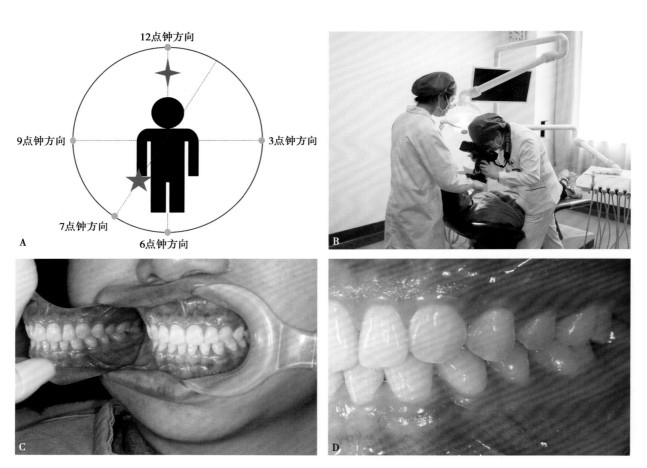

图 5-3-14　右侧上下颌后牙颊侧牙龈黏膜病损的拍摄方法

A. 患者、拍摄助手（"绿星"示）、拍摄者（"红星"示）的位置示意图　B. 患者的体位、拍摄助手和拍摄者的位置　C. 牵拉方式（以正常黏膜示意，拍摄者视角）　D. 取景范围（以正常黏膜示意，反光镜内镜像）

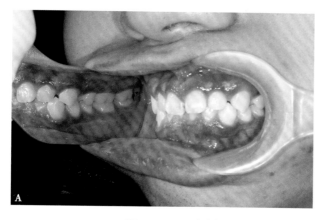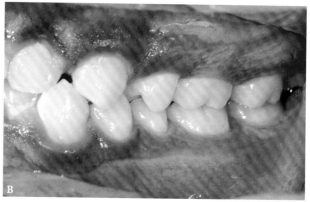

图 5-3-15　右侧上下颌后牙颊侧牙龈黏膜病损的拍摄（反光镜方式）
A．牵拉方式（拍摄者视角）　B．规范化照片（黏膜黑斑，反光镜内镜像）

3. 右侧上颌牙唇颊侧牙龈　患者的体位、拍摄助手和拍摄者的位置、牵拉方式、取景范围示意见图 5-3-16。右侧上颌牙唇颊侧牙龈黏膜病损的拍摄牵拉方式和规范化照片示例见图 5-3-17。

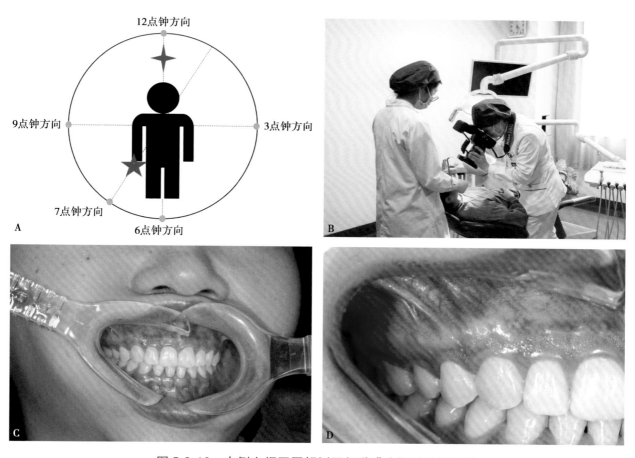

图 5-3-16　右侧上颌牙唇颊侧牙龈黏膜病损的拍摄方法
A．患者、拍摄助手（"绿星"示）、拍摄者（"红星"示）的位置示意图　B．患者的体位、拍摄助手和拍摄者的位置　C．牵拉方式（以正常黏膜示意，拍摄者视角）　D．取景范围（以正常黏膜示意）

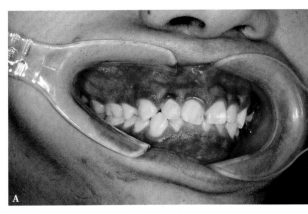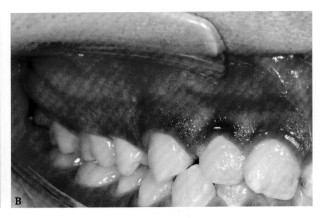

图 5-3-17　右侧上颌牙唇颊侧牙龈黏膜病损的拍摄
A. 牵拉方式（拍摄者视角）　B. 规范化照片（黏膜黑斑）

（1）患者：躺于椅背与地面成 40°～45° 的牙椅上，面部略向左偏，咬合呈牙尖交错位。

（2）拍摄助手：位于患者后方 12 点钟方向，右侧使用颊侧牵拉器用力往右上方牵拉，持颊侧牵拉器的手往上，高于上颌咬合平面一些。左侧使用大牵拉器辅助牵拉，不需用力，并让大牵拉器的握持部分与咬合平面平行。

（3）拍摄者：站立于患者右前方 7 点钟方向进行拍摄。

4. 右侧上颌后牙颊侧牙龈　可酌情选用直接方式拍摄或反光镜方式拍摄。

（1）采用大牵拉器牵拉、直接拍摄方式拍摄，患者的体位、拍摄助手和拍摄者的位置、牵拉方式、取景范围示意见图 5-3-18。用直接方式拍摄右侧上颌后牙颊侧牙龈黏膜病损的牵拉方式（大牵拉器牵拉）和规范化照片示例见图 5-3-19。

1）患者：躺于椅背与地面成 40°～45° 的牙椅上，面部略向左偏，咬合呈牙尖交错位。

2）拍摄助手：站立于患者后方 12 点钟方向，右侧使用大牵拉器将右颊黏膜用力往右上方牵拉。

3）拍摄者：站立于患者右前方 7 点钟方向进行拍摄。

（2）采用口镜和棉签牵拉、直接拍摄的方式拍摄，患者的体位、拍摄助手和拍摄者的位置、牵拉方式、取景范围示意见图 5-3-20。用直接方式拍摄右侧上颌后牙颊侧牙龈黏膜病损的牵拉方式（口镜和棉签牵拉）和规范化照片示例见图 5-3-21。

1）患者：躺于椅背与地面成 40°～45° 的牙椅上，面部略向左偏，微微开启咬合。

2）拍摄助手：坐于患者右后方 9 点钟方向，用口镜和棉签向右上方牵拉开右颊黏膜。

3）拍摄者：站立于患者右前方 7 点钟方向进行拍摄。此时为尽力牵拉开右颊黏膜使光线进入，常难以避免部分口镜和棉签进入构图内。

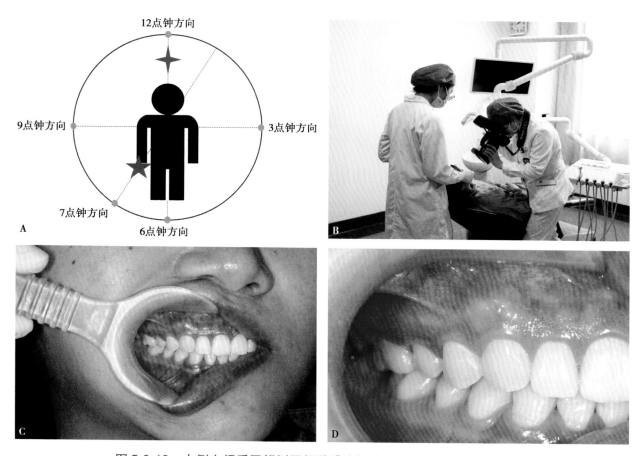

图 5-3-18　右侧上颌后牙颊侧牙龈黏膜病损的拍摄方法（大牵拉器牵拉）

A. 患者、拍摄助手（"绿星"示）、拍摄者（"红星"示）的位置示意图　B. 患者的体位、拍摄助手和拍摄者的位置　C. 牵拉方式（以正常黏膜示意，拍摄者视角）　D. 取景范围（以正常黏膜示意）

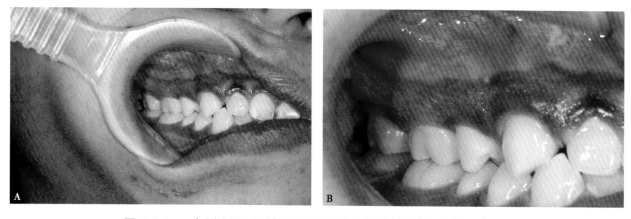

图 5-3-19　右侧上颌后牙颊侧牙龈黏膜病损的拍摄（大牵拉器牵拉）

A. 牵拉方式（拍摄者视角）　B. 规范化照片（黏膜黑斑）

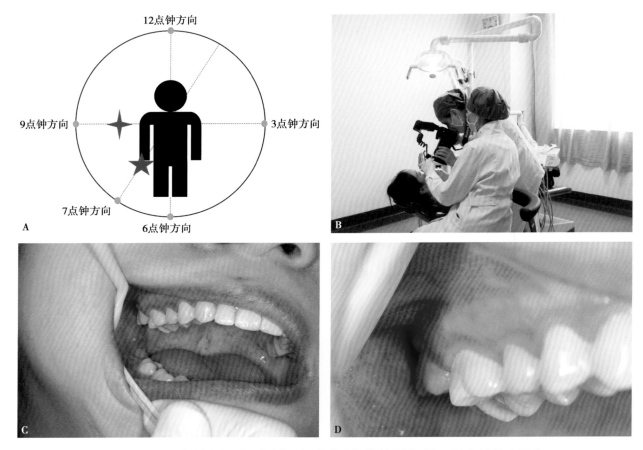

图 5-3-20 右侧上颌后牙颊侧牙龈黏膜病损的拍摄方法（口镜和棉签牵拉）
A. 患者、拍摄助手（"绿星"示）、拍摄者（"红星"示）的位置示意图 B. 患者的体位、拍摄助手和拍摄者的位置 C. 牵拉方式（以正常黏膜示意，拍摄者视角） D. 取景范围（以正常黏膜示意）

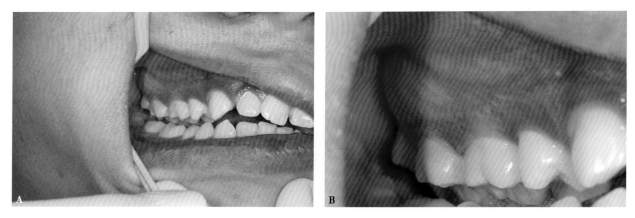

图 5-3-21 右侧上颌后牙颊侧牙龈黏膜病损的拍摄（口镜和棉签牵拉）
A. 牵拉方式（拍摄者视角） B. 规范化照片（黏膜黑斑）

（3）采用反光镜方式拍摄，患者的体位、拍摄助手和拍摄者的位置、牵拉方式、取景范围示意见图 5-3-22。用反光镜方式拍摄右侧上颌后牙颊侧牙龈黏膜病损的牵拉方式和规范化照片示例见图 5-3-23。

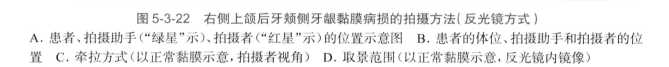

图 5-3-22　右侧上颌后牙颊侧牙龈黏膜病损的拍摄方法（反光镜方式）

A. 患者、拍摄助手（"绿星"示）、拍摄者（"红星"示）的位置示意图　B. 患者的体位、拍摄助手和拍摄者的位置　C. 牵拉方式（以正常黏膜示意，拍摄者视角）　D. 取景范围（以正常黏膜示意，反光镜内镜像）

1）患者：躺于椅背与地面成 40°～45° 的牙椅上，面部略向右偏，微微开启咬合。

2）拍摄助手：先让患者张大口，在其口内放入一端较窄的颊舌侧反光镜，反光镜尽量深入右侧最后一颗磨牙的远中侧，以反光镜末端为起点，用反光镜尽量牵拉开颊黏膜，暴露尽量多的牙龈。然后拍摄助手移步站立于患者后方 12 点钟方向，左手用口镜牵拉右侧上唇黏膜。

3）拍摄者：站立于患者右前方 7 点钟方向，拍摄反光镜内的镜像。拍摄者需要调整反光镜角度和拍摄角度，尽量避免拍摄到实际牙列而形成双重影像。

5. 右侧下颌牙唇颊侧牙龈　患者的体位、拍摄助手和拍摄者的位置、牵拉方式、取景范围示意见图 5-3-24。右侧下颌牙唇颊侧牙龈黏膜病损的拍摄牵拉方式和规范化照片示例见图 5-3-25。

（1）患者：躺于椅背与地面成 40°～45° 的牙椅上，面部略向左偏，咬合呈牙尖交错位。

（2）拍摄助手：位于患者后方 12 点钟方向，右侧使用颊侧牵拉器用力往右下方牵拉，持颊侧牵拉器的手往下，低于下颌咬合平面一些。左侧使用大牵拉器辅助牵拉，不需用力，并让大牵拉器的握持部分与咬合平面平行。

（3）拍摄者：站立于患者右前方7点钟方向进行拍摄。

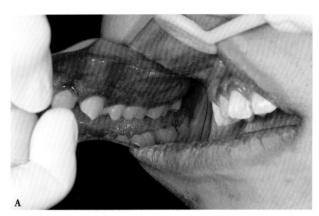 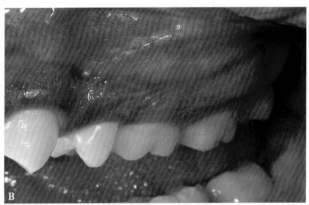

图 5-3-23　右侧上颌后牙颊侧牙龈黏膜病损的拍摄（反光镜方式）
A. 牵拉方式（拍摄者视角）　B. 规范化照片（黏膜黑斑，反光镜内镜像）

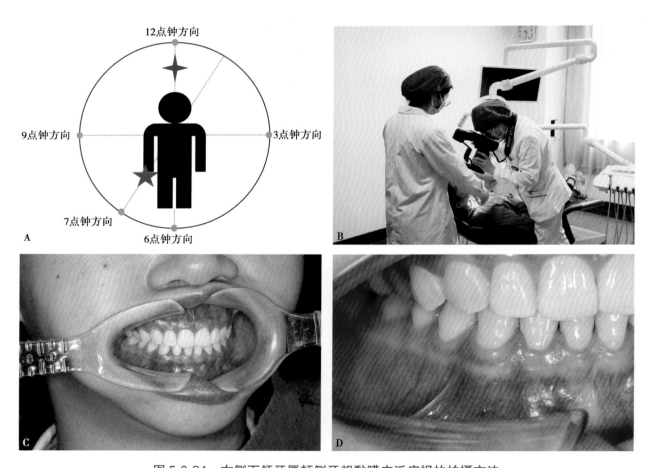

图 5-3-24　右侧下颌牙唇颊侧牙龈黏膜广泛病损的拍摄方法
A. 患者、拍摄助手（"绿星"示）、拍摄者（"红星"示）的位置示意图　B. 患者的体位、拍摄助手和拍摄者的位置　C. 牵拉方式（以正常黏膜示意，拍摄者视角）　D. 取景范围（以正常黏膜示意）

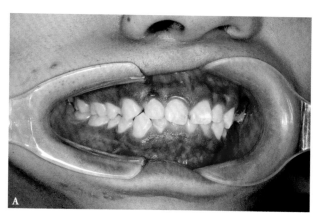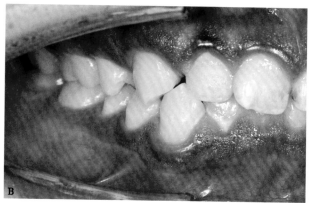

图 5-3-25　右侧下颌牙唇颊侧牙龈黏膜病损的拍摄
A. 牵拉方式（拍摄者视角）　B. 规范化照片（黏膜黑斑）

6. 右侧下颌后牙颊侧牙龈　可酌情选用直接方式拍摄或反光镜方式拍摄。

（1）采用大牵拉器牵拉、直接拍摄方式拍摄，患者的体位、拍摄助手和拍摄者的位置、牵拉方式、取景范围示意见图 5-3-26。用直接拍摄方式拍摄右侧下颌后牙颊侧牙龈黏膜病损的牵拉方式（大牵拉器牵拉）和规范化照片示例见图 5-3-27、图 5-3-28。

1）患者：躺于椅背与地面成 40°～45°的牙椅上，面部略向左偏，咬合呈牙尖交错位。

2）拍摄助手：站立于患者后方 12 点钟方向，右侧使用采用大牵拉器将右颊黏膜用力往右下方牵拉。

3）拍摄者：站立于患者右前方 7 点钟方向进行拍摄。

（2）采用口镜和棉签牵拉、直接拍摄方式拍摄，患者的体位、拍摄助手和拍摄者的位置、牵拉方式、取景范围示意见图 5-3-29。用直接拍摄方式拍摄右侧下颌后牙颊侧牙龈黏膜病损的牵拉方式（口镜和棉签牵拉）和规范化照片示例见图 5-3-30、图 5-3-31。

1）患者：躺于椅背与地面成 40°～45°的牙椅上，面部略向左偏，咬合开启。

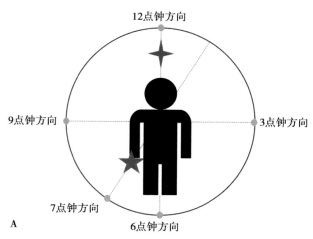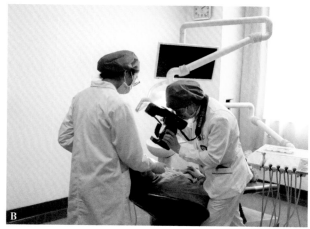

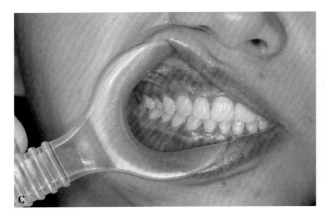
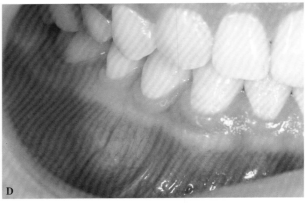

图 5-3-26　右侧下颌后牙颊侧牙龈黏膜病损的拍摄方法（大牵拉器牵拉）
A.患者、拍摄助手（"绿星"示）、拍摄者（"红星"示）的位置示意图　B.患者的体位、拍摄助手和拍摄者的位置　C.牵拉方式（以正常黏膜示意，拍摄者视角）　D.取景范围（以正常黏膜示意）

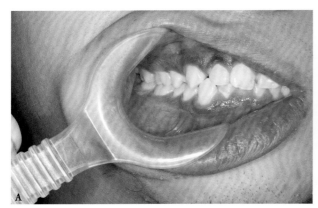
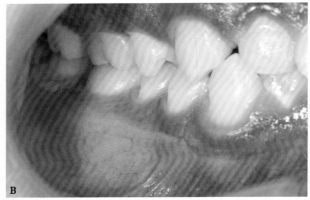

图 5-3-27　右侧下颌后牙颊侧牙龈黏膜病损的拍摄（大牵拉器牵拉）
A.牵拉方式（拍摄者视角）　B.规范化照片（黏膜黑斑）

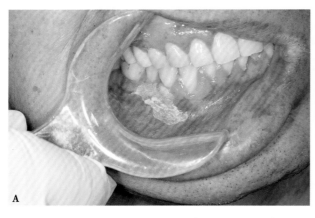
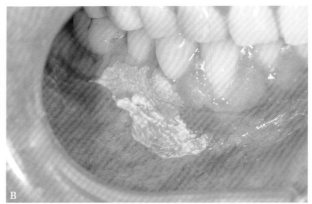

图 5-3-28　右侧下颌后牙颊侧牙龈黏膜病损的拍摄（大牵拉器牵拉）
A.牵拉方式（拍摄者视角）　B.规范化照片（口腔白斑病）

2）拍摄助手：坐于患者右侧 9 点钟方向，用口镜和棉签向右下方牵拉开右颊黏膜。

3）拍摄者：站立于患者右前方 7 点钟方向进行拍摄。此时为尽力牵拉开右颊黏膜使光线进入，常难以避免部分口镜和棉签进入构图内。

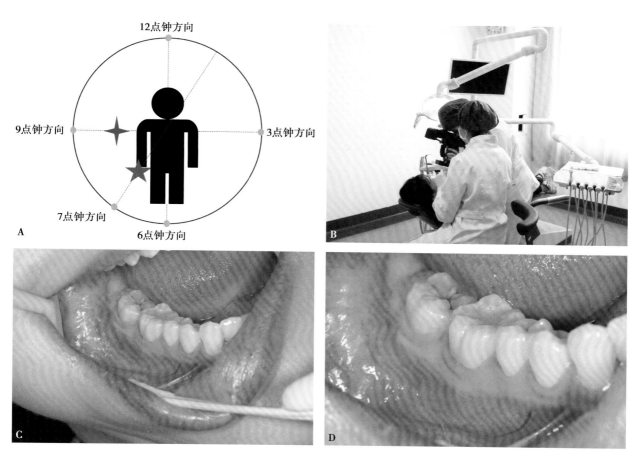

图 5-3-29　右侧下颌后牙颊侧牙龈黏膜的拍摄方法（口镜和棉签牵拉）
A. 患者、拍摄助手（"绿星"示）、拍摄者（"红星"示）的位置示意图　B. 患者的体位、拍摄助手和拍摄者的位置　C. 牵拉方式（以正常黏膜示意，拍摄者视角）　D. 取景范围（以正常黏膜示意）

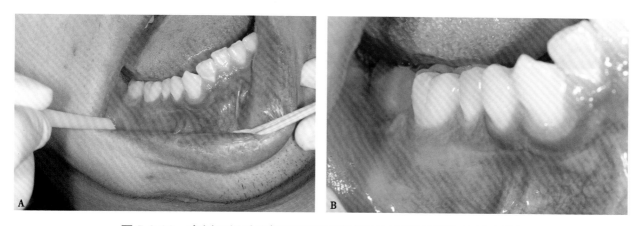

图 5-3-30　右侧下颌后牙颊侧牙龈黏膜病损的拍摄（口镜和棉签牵拉）
A. 牵拉方式（拍摄者视角）　B. 规范化照片（黏膜黑斑）

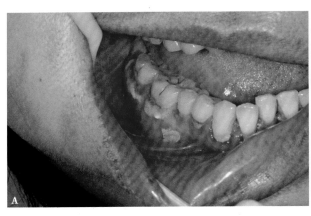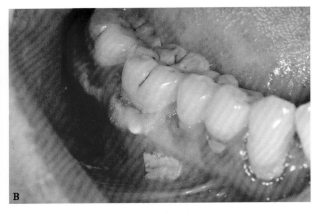

图 5-3-31　47 唇颊侧牙龈黏膜病损的拍摄（口镜和棉签牵拉）
A. 牵拉方式（拍摄者视角）　B. 规范化照片（口腔白斑病）

（3）采用反光镜方式拍摄右侧下颌后牙颊侧牙龈黏膜病损，患者的体位、拍摄助手和拍摄者的位置、牵拉方式、取景范围示意见图 5-3-32。用反光镜方式拍摄右侧下颌后牙颊侧牙龈黏膜病损的牵拉方式和规范化照片示例见图 5-3-33、图 5-3-34。

1）患者：躺于椅背与地面成 40°～45° 的牙椅上，面部略向右偏，咬合微微开启。

2）拍摄助手：先让患者张大口，在其口内放入一端较窄的颊舌侧反光镜，反光镜尽量深入右侧最后一颗磨牙的远中侧，以反光镜末端为起点，用反光镜尽量牵拉开颊黏膜，暴露尽量多的牙龈。然后，拍摄助手移步站立于患者后方 12 点钟方向，左手用口镜牵拉左侧下唇黏膜。

3）拍摄者：站立于患者右前方 7 点钟方向拍摄反光镜内的镜像。拍摄者需要调整反光镜角度和拍摄角度，避免拍摄到实际牙列而形成双重影像。

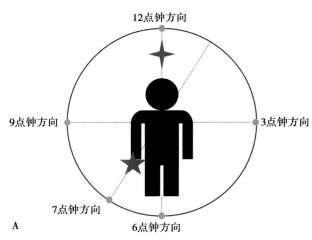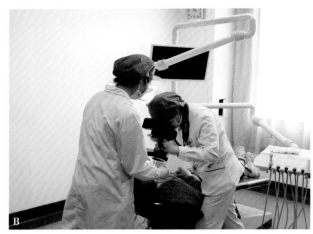

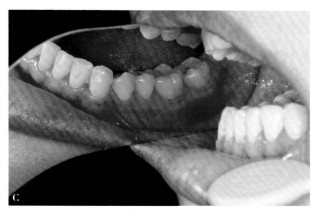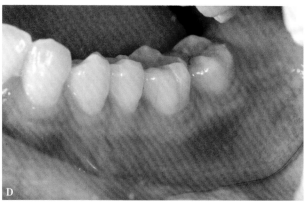

图 5-3-32　右侧下颌后牙颊侧牙龈黏膜病损的拍摄方法（反光镜方式）
A. 患者、拍摄助手（"绿星"示）、拍摄者（"红星"示）的位置示意图　B. 患者的体位、拍摄助手和拍摄者的位置　C. 牵拉方式（以正常黏膜示意，拍摄者视角）　D. 取景范围（以正常黏膜示意，反光镜内镜像）

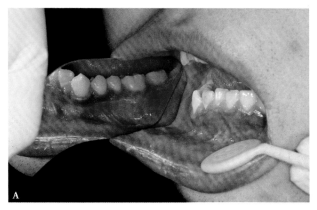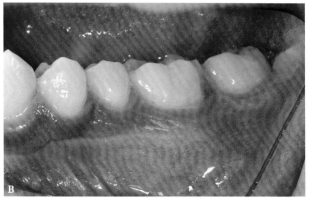

图 5-3-33　右侧下颌后牙颊侧牙龈黏膜病损的拍摄（反光镜方式）
A. 牵拉方式（拍摄者视角）　B. 规范化照片（黏膜黑斑，反光镜内镜像）

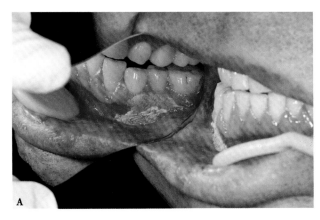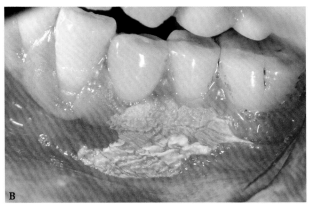

图 5-3-34　右侧下颌后牙颊侧牙龈黏膜病损的拍摄（反光镜方式）
A. 牵拉方式（拍摄者视角）　B. 规范化照片（口腔白斑病，反光镜内镜像）

（三）左侧牙唇颊侧牙龈

1. 左侧上下颌牙唇颊侧牙龈　患者的体位、拍摄助手和拍摄者的位置、牵拉方式、取景范围示意见图 5-3-35。左侧上下颌牙唇颊侧牙龈黏膜病损拍摄的牵拉方式和规范化照片示例见图 5-3-36、图 5-3-37。

（1）患者：躺于椅背与地面成 40°～45° 的牙椅上，面部朝向正面稍向右偏（5° 左右），咬合呈牙尖交错位。

（2）拍摄助手：位于患者后方 12 点钟方向。左侧使用颊侧牵拉器用力往左牵拉，让颊侧牵拉器的握持部分与咬合平面平行。右侧使用大牵拉器辅助牵拉，牵拉不需要用力。

（3）拍摄者：站立于患者右前方 7 点钟方向进行拍摄。

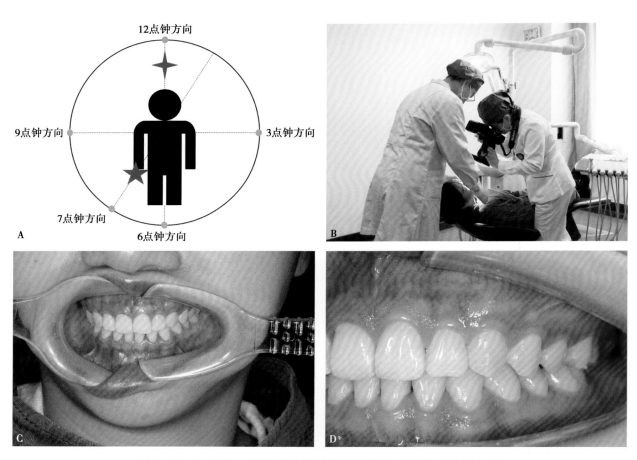

图 5-3-35　左侧上下颌牙唇颊侧牙龈黏膜广泛病损的拍摄方法
A. 患者、拍摄助手（"绿星"示）、拍摄者（"红星"示）的位置示意图　B. 患者的体位、拍摄助手和拍摄者的位置　C. 牵拉方式（以正常黏膜示意，拍摄者视角）　D. 取景范围（以正常黏膜示意）

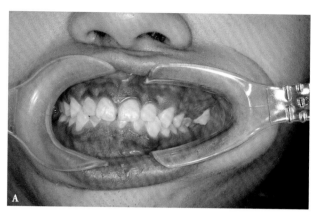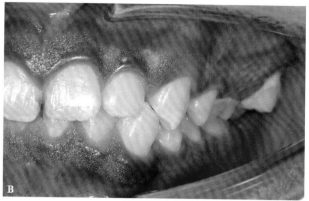

图 5-3-36 左侧上下颌牙唇颊侧牙龈黏膜病损的拍摄
A. 牵拉方式（拍摄者视角） B. 规范化照片（黏膜黑斑）

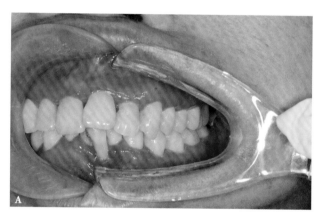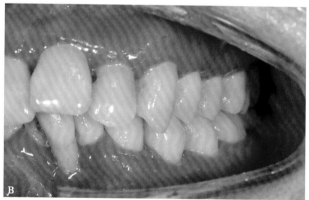

图 5-3-37 左侧上下颌牙唇颊侧牙龈黏膜病损的拍摄
A. 牵拉方式（拍摄者视角） B. 规范化照片（浆细胞性龈炎）

2. 左侧上下颌后牙颊侧牙龈 采用反光镜方式。患者的体位、拍摄助手和拍摄者的位置、牵拉方式、取景范围示意见图 5-3-38。用反光镜方式拍摄左侧上下颌后牙颊侧牙龈黏膜病损的牵拉方式和规范化照片示例见图 5-3-39、图 5-3-40。

（1）患者：躺于椅背与地面成 40°～45° 的牙椅上，面部略向左偏，咬合呈牙尖交错位。

（2）拍摄助手：一位拍摄助手先让患者张大口，在其口内放入一端较窄的颊舌侧反光镜，反光镜尽量深入左侧最后一颗磨牙的远中侧，以反光镜末端为起点，用反光镜尽量牵拉开颊黏膜，暴露尽量多的牙龈。然后，该拍摄助手移步站立于患者后方 12 点钟方向。再于右侧置入大牵拉器，力量轻柔，维持唇部呈开启状态即可。让患者后牙咬合呈牙尖交错位，面部略向左偏。此时若患者下唇遮挡部分牙龈，可由另一位拍摄助手蹲立于患者左侧 3 点钟方向用佩戴乳胶手套的手牵拉下唇黏膜，避免其对牙龈的遮挡。

（3）拍摄者：站立于患者右前方 7 点钟方向拍摄反光镜内的镜像。拍摄者需要调整反光镜角度和拍摄角度，以避免拍摄到实际牙列而形成双重影像。

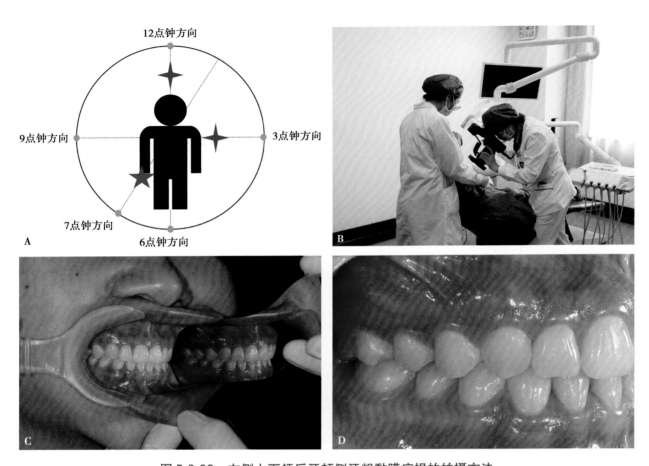

图 5-3-38　左侧上下颌后牙颊侧牙龈黏膜病损的拍摄方法
A. 患者、拍摄助手（"绿星"示）、拍摄者（"红星"示）的位置示意图　B. 患者的体位、拍摄助手和拍摄者的位置　C. 牵拉方式（以正常黏膜示意，拍摄者视角）　D. 取景范围（以正常黏膜示意，反光镜内镜像）

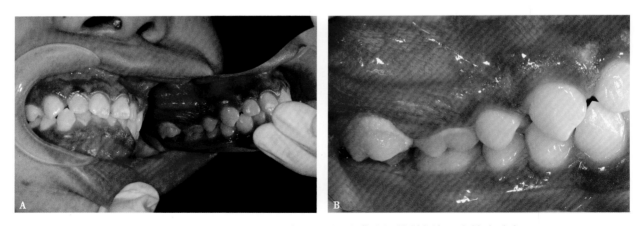

图 5-3-39　左侧上下颌后牙颊侧牙龈黏膜病损的拍摄（反光镜方式）
A. 牵拉方式（拍摄者视角）　B. 规范化照片（黏膜黑斑，反光镜内镜像）

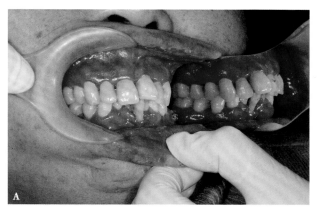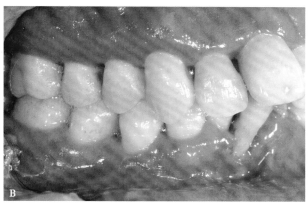

图 5-3-40　左侧上下颌后牙颊侧牙龈黏膜病损的拍摄（反光镜方式）
A. 牵拉方式（拍摄者视角）　B. 规范化照片（浆细胞性龈炎，反光镜内镜像）

3. 左侧上颌牙唇颊侧牙龈　患者的体位、拍摄助手和拍摄者的位置、牵拉方式、取景范围示意见图 5-3-41。左侧上颌牙唇颊侧牙龈黏膜病损拍摄的牵拉方式和规范化照片示例见图 5-3-42。

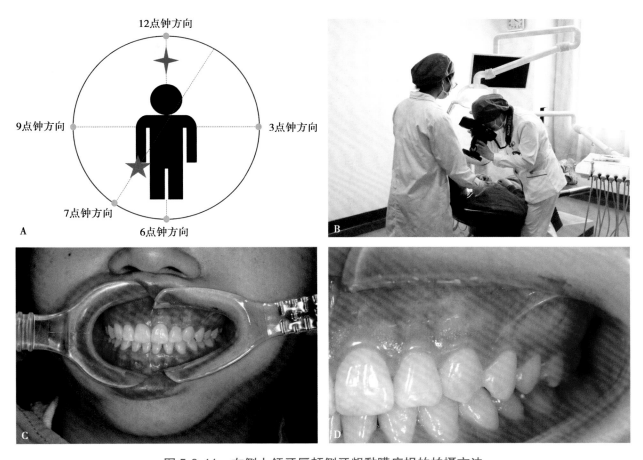

图 5-3-41　左侧上颌牙唇颊侧牙龈黏膜病损的拍摄方法
A. 患者、拍摄助手（"绿星"示）、拍摄者（"红星"示）的位置示意图　B. 患者的体位、拍摄助手和拍摄者的位置　C. 牵拉方式（以正常黏膜示意，拍摄者视角）　D. 取景范围（以正常黏膜示意）

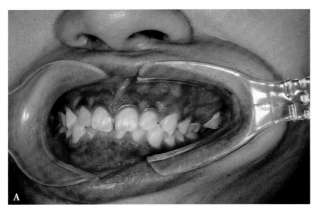 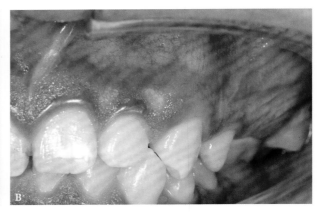

图 5-3-42　左侧上下颌牙唇颊侧牙龈黏膜病损的拍摄
A. 牵拉方式（拍摄者视角）　B. 规范化照片（黏膜黑斑）

（1）患者：躺于椅背与地面成 40°～45° 的牙椅上，面部朝向正面稍向右偏（5° 左右），咬合呈牙尖交错位。

（2）拍摄助手：站立于患者后方 12 点钟方向，左侧使用颊侧牵拉器用力往左上方牵拉，持颊侧牵拉器的手往上，高于上颌咬合平面一些。右侧使用大牵拉器辅助牵拉，不需要用力，并让大牵拉器的握持部分与咬合平面平行。

（3）拍摄者：站立于患者右前方 7 点钟方向进行拍摄。

4. 左侧上颌后牙颊侧牙龈　可酌情选用直接方式拍摄或反光镜方式拍摄。

（1）采用大牵拉器牵拉、直接拍摄方式拍摄，患者的体位、拍摄助手和拍摄者的位置、牵拉方式、取景范围示意见图 5-3-43。用直接方式拍摄左侧上颌后牙颊侧牙龈黏膜病损时的牵拉方式（大牵拉器牵拉）和规范化照片示例见图 5-3-44。

1）患者：躺于椅背与地面成 40°～45° 的牙椅上，面部略向右偏，咬合呈牙尖交错位。

2）拍摄助手：站立于患者后方 12 点钟方向，左侧使用大牵拉器将左颊黏膜用力往左上方牵拉。

3）拍摄者：站立于患者右前方 7 点钟方向进行拍摄。

（2）采用口镜和棉签牵拉、直接拍摄方式拍摄，患者的体位、拍摄助手和拍摄者的位置、牵拉方式、取景范围示意见图 5-3-45。用直接方式拍摄左上颌后牙颊侧牙龈黏膜病损的牵拉方式（口镜和棉签牵拉）和规范化照片示例见图 5-3-46。

1）患者：躺于椅背与地面成 40°～45° 的牙椅上，面部略向右偏，咬合开启。

2）拍摄助手：坐于患者左后方 2 点钟方向，用口镜和棉签向左上方牵拉开左颊黏膜。

3）拍摄者：站立于患者右前方 7 点钟方向进行拍摄。此时为尽力牵拉开左颊黏膜使光线进入，常难以避免部分口镜和棉签进入构图内。

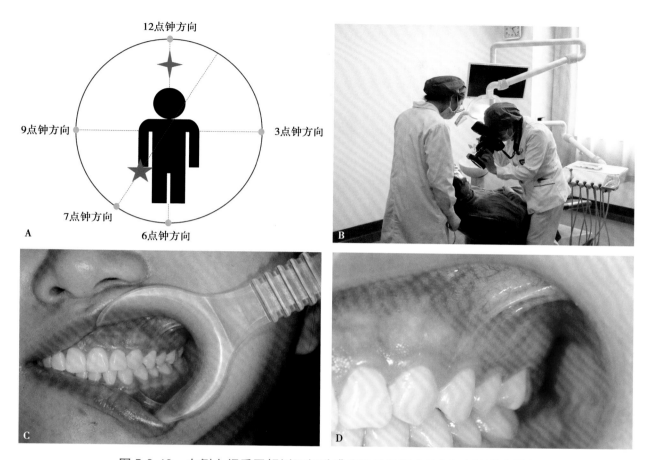

图 5-3-43　左侧上颌后牙颊侧牙龈黏膜病损的拍摄方法（大牵拉器牵拉）
A. 患者、拍摄助手（"绿星"示）、拍摄者（"红星"示）的位置示意图　B. 患者的体位、拍摄助手和拍摄者的位置　C. 牵拉方式（以正常黏膜示意，拍摄者视角）　D. 取景范围（以正常黏膜示意）

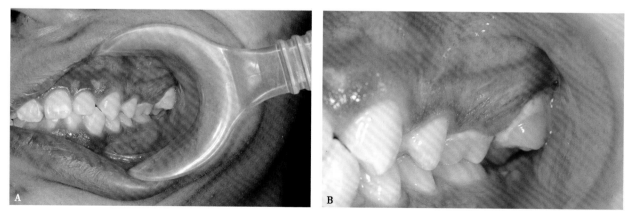

图 5-3-44　左侧上颌后牙颊侧牙龈黏膜病损的拍摄（大牵拉器牵拉）
A. 牵拉方式（拍摄者视角）　B. 规范化照片（黏膜黑斑）

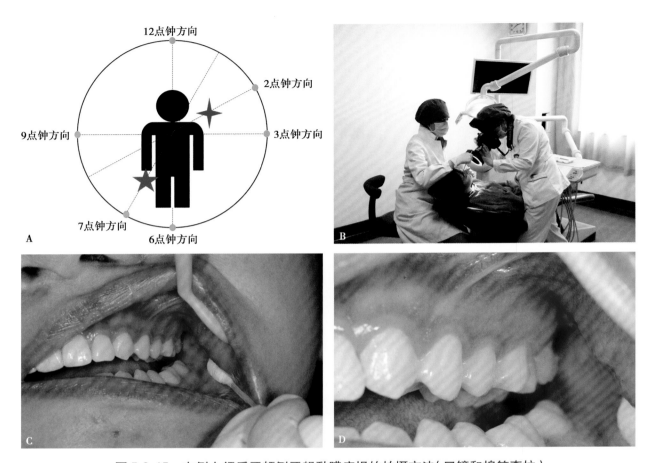

图 5-3-45 左侧上颌后牙颊侧牙龈黏膜病损的拍摄方法（口镜和棉签牵拉）
A. 患者、拍摄助手（"绿星"示）、拍摄者（"红星"示）的位置示意图 B. 患者的体位、拍摄助手和拍摄者的位置 C. 牵拉方式（以正常黏膜示意，拍摄者视角） D. 取景范围（以正常黏膜示意）

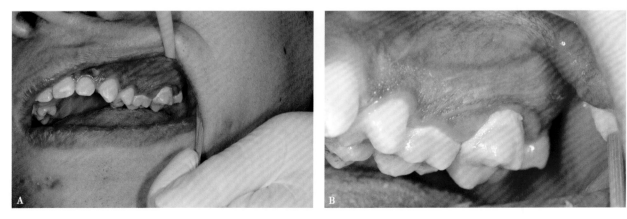

图 5-3-46 左侧上颌后牙颊侧牙龈黏膜病损的拍摄（口镜和棉签牵拉）
A. 牵拉方式（拍摄者视角） B. 规范化照片（黏膜黑斑）

（3）采用反光镜方式拍摄左侧上颌后牙颊侧牙龈黏膜病损，患者的体位、拍摄助手和拍摄者的位置、牵拉方式、取景范围示意见图 5-3-47。用反光镜方式拍摄左侧上颌后牙颊侧牙龈黏膜病损的牵拉方式和规范化照片示例见图 5-3-48、图 5-3-49。

1）患者：躺于椅背与地面成 40°～45° 的牙椅上，面部略向左偏，微微开启咬合。

2）拍摄助手：先让患者张大口，在其口内放入一端较窄的颊舌侧反光镜，反光镜尽量深入左侧最后一颗磨牙的远中侧，以反光镜末端为起点，用反光镜尽量牵拉开颊黏膜，暴露尽量多的牙龈。然后，拍摄助手移步站立于患者后方 12 点钟方向，并用口镜牵拉左侧上唇黏膜。

3）拍摄者：站立于患者右前方 7 点钟方向拍摄反光镜内的镜像。拍摄者需要调整反光镜角度和拍摄角度，以尽量避免拍摄到实际牙列而形成双重影像。

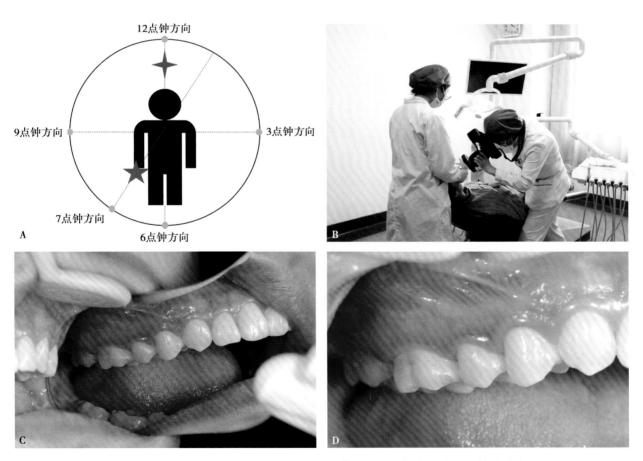

图 5-3-47　左侧上颌后牙颊侧牙龈黏膜病损的拍摄方法（反光镜方式）
A. 患者、拍摄助手（"绿星"示）、拍摄者（"红星"示）的位置示意图　B. 患者的体位、拍摄助手和拍摄者的位置　C. 牵拉方式（以正常黏膜示意，拍摄者视角）　D. 取景范围（以正常黏膜示意，反光镜内镜像）

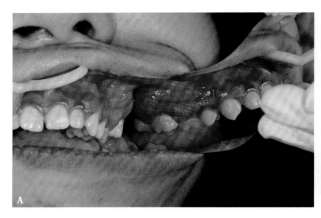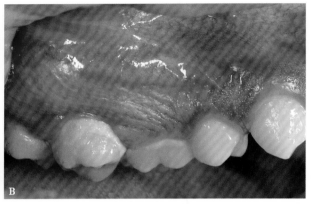

图 5-3-48　左侧上颌后牙颊侧牙龈黏膜病损的拍摄（反光镜方式）
A. 牵拉方式（拍摄者视角）　B. 规范化照片（黏膜黑斑,反光镜内镜像）

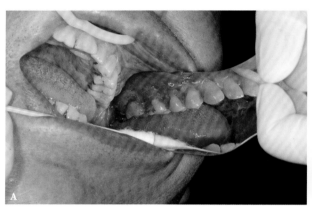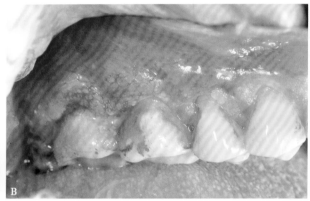

图 5-3-49　左侧上颌后牙颊侧牙龈黏膜病损的拍摄（反光镜方式）
A. 牵拉方式（拍摄者视角,该患者由于下唇遮挡反光镜,故由另一位拍摄助手用棉签将下唇往下压）　B. 规范化照片（口腔斑纹类疾病伴中度异常增生,反光镜内镜像）

5. 左侧下颌牙唇颊侧牙龈　患者的体位、拍摄助手和拍摄者的位置、牵拉方式、取景范围示意见图 5-3-50。左侧下颌牙唇颊侧牙龈黏膜病损拍摄的牵拉方式和规范化照片示例见图 5-3-51。

（1）患者：躺于椅背与地面成 40°～45° 的牙椅上,面部朝向正面稍向右偏（5°左右）,咬合呈牙尖交错位。

（2）拍摄助手：位于患者后方 12 点钟方向。左侧使用颊侧牵拉器用力往左下方牵拉,持颊侧牵拉器的手往下,低于下颌咬合平面一些。右侧使用大牵拉器辅助牵拉,右侧牵拉不需要用力,并让咬合平面和颊侧牵拉器的握持部分平行。

（3）拍摄者：站立于患者右前方 7 点钟方向进行拍摄。

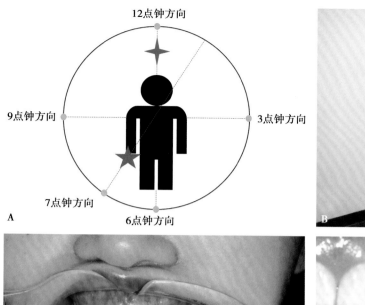

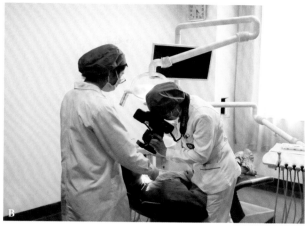

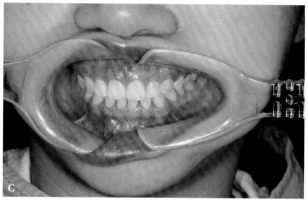

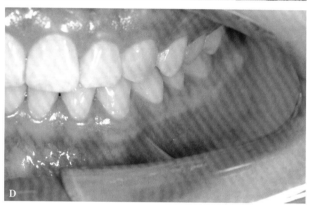

图 5-3-50 左侧下颌牙唇颊侧牙龈黏膜病损的拍摄方法

A. 患者、拍摄助手（"绿星"示）、拍摄者（"红星"示）的位置示意图　B. 患者的体位、拍摄助手和拍摄者的位置　C. 牵拉方式（以正常黏膜示意，拍摄者视角）　D. 取景范围（以正常黏膜示意）

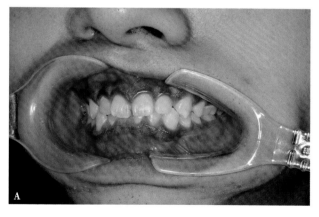

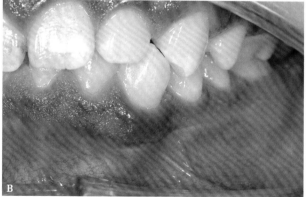

图 5-3-51 左侧下颌牙唇颊侧牙龈黏膜病损的拍摄
A. 牵拉方式（拍摄者视角）　B. 规范化照片（黏膜黑斑）

6. 左侧下颌后牙颊侧牙龈　可酌情选用直接方式拍摄或反光镜方式拍摄。

（1）采用大牵拉器牵拉、直接拍摄方式拍摄，患者的体位、拍摄助手和拍摄者的位置、牵拉方式、取景范围示意见图 5-3-52。用直接方式拍摄左侧下颌后牙颊侧牙龈黏膜病损的牵拉方式（大牵拉器牵拉）和规范化照片示例见图 5-3-53、图 5-3-54。

1）患者：躺于椅背与地面成40°～45°的牙椅上，面部略向右偏。

2）拍摄助手：站立于患者后方12点钟方向。左侧使用大牵拉器用力往左下方牵拉，持牵拉器的手往下，比下颌咬合平面低一些。

3）拍摄者：站立于患者右前方7点钟方向进行拍摄。

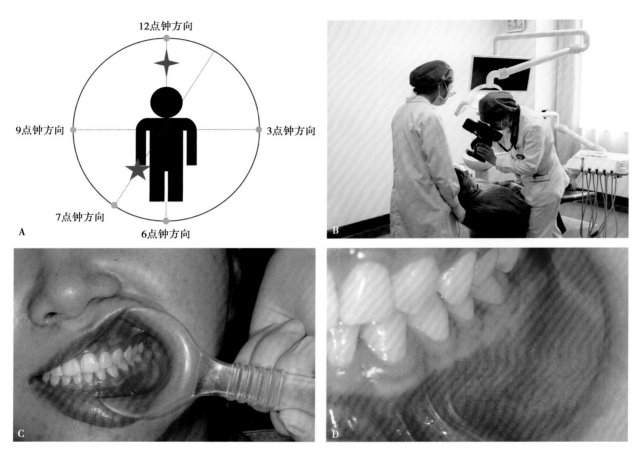

图5-3-52 左侧下颌后牙颊侧牙龈黏膜病损的拍摄方法（大牵拉器牵拉）
A. 患者、拍摄助手（"绿星"示）、拍摄者（"红星"示）的位置示意图　B. 患者的体位、拍摄助手和拍摄者的位置　C. 牵拉方式（以正常黏膜示意，拍摄者视角）　D. 取景范围（以正常黏膜示意）

（2）采用棉签和口镜牵拉、直接拍摄方式拍摄，患者的体位、拍摄助手和拍摄者的位置、牵拉方式、取景范围示意见图5-3-55。用直接方式拍摄左侧下颌后牙颊侧牙龈黏膜病损的牵拉方式（口镜和棉签牵拉）和规范化照片示例见图5-3-56、图5-3-57。

1）患者：躺于椅背与地面成40°～45°的牙椅上，面部略向右偏，开启咬合。

2）拍摄助手：坐于患者左后方2点钟方向。让患者面部略向右偏，用口镜和棉签将左颊黏膜往左下方牵拉。

3）拍摄者：站立于患者右前方7点钟方向进行拍摄。此时为尽力牵拉开左颊黏膜使光线进入，常难以避免部分口镜和棉签进入构图内。

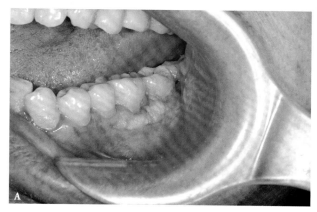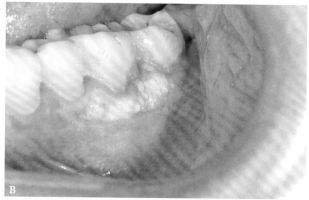

图 5-3-53 左侧下颌后牙唇颊侧牙龈黏膜病损的拍摄（大牵拉器牵拉）
A. 牵拉方式（拍摄者视角） B. 规范化照片（口腔白斑病）

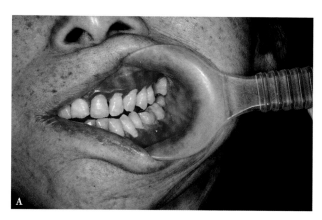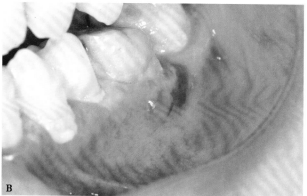

图 5-3-54 左侧下颌后牙颊侧牙龈黏膜病损的拍摄（大牵拉器牵拉）
A. 牵拉方式（拍摄者视角，拍摄时根据患者牙列的方向调整了牵拉器的方向） B. 规范化照片（黏膜类天疱疮）

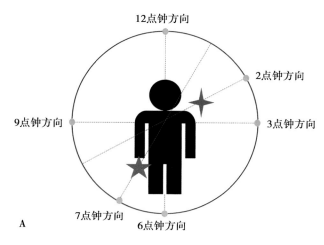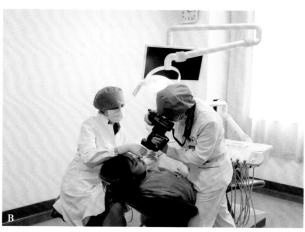

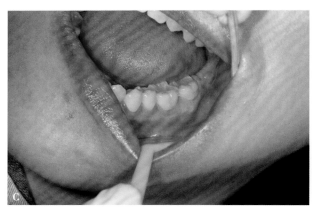
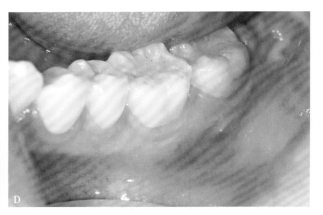

图 5-3-55 左侧下颌后牙颊侧牙龈黏膜病损的拍摄方法（口镜和棉签牵拉）
A. 患者、拍摄助手（"绿星"示）、拍摄者（"红星"示）的位置示意图 B. 患者的体位、拍摄助手和拍摄者的位置 C. 牵拉方式（以正常黏膜示意，拍摄者视角） D. 取景范围（以正常黏膜示意）

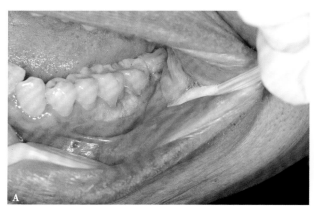
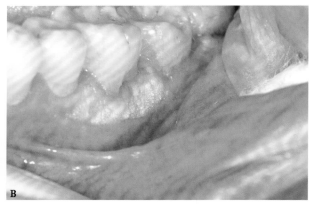

图 5-3-56 左侧下颌后牙颊侧牙龈黏膜病损的拍摄（口镜和棉签牵拉）
A. 牵拉方式（拍摄者视角） B. 规范化照片（牙龈白斑病）

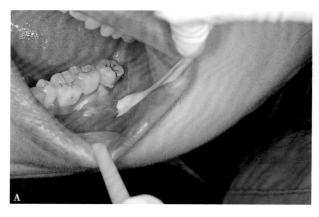
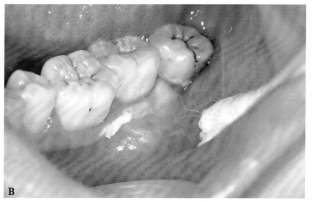

图 5-3-57 左侧下颌后牙颊侧牙龈黏膜病损的拍摄（口镜和棉签牵拉）
A. 牵拉方式（拍摄者视角） B. 规范化照片（牙龈白斑病）

（3）采用反光镜方式拍摄，患者的体位、拍摄助手和拍摄者的位置、牵拉方式、取景范围示意见图 5-3-58。用反光镜方式拍摄左侧下颌后牙颊侧牙龈黏膜病损的牵拉方式和规范化照片示例见图 5-3-59。

1）患者：躺于椅背与地面成 45° 的牙椅上，面部略向左偏，开启咬合。

2）拍摄助手：先让患者张大口，在其口内放入一端较窄的颊舌侧反光镜，反光镜尽量深入左侧最后一颗磨牙的远中侧，以反光镜末端为起点，用反光镜尽量牵拉开左颊黏膜，暴露尽量多的牙龈。然后，拍摄助手移步站立于患者后方 12 点钟方向，并用口镜牵拉右侧下唇黏膜。让患者微微开启咬合，面部略向右偏。

3）拍摄者：站立于患者右前方 7 点钟方向拍摄反光镜内的镜像。拍摄者需要调整反光镜角度和拍摄角度，以尽量避免拍摄到实际牙列而形成双重影像。

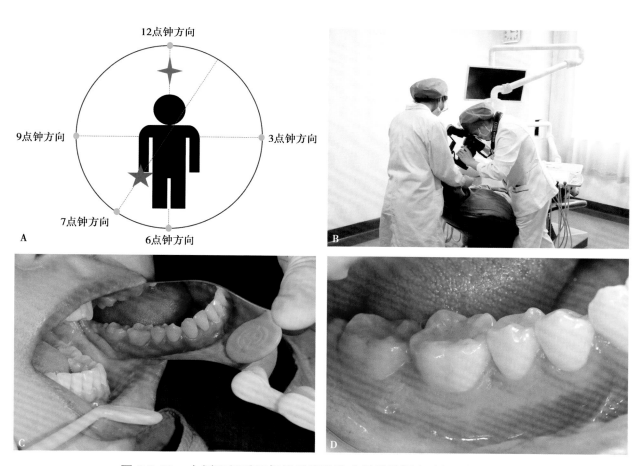

图 5-3-58　左侧下颌后牙颊侧牙龈黏膜病损的拍摄方法（反光镜方式）
A. 患者、拍摄助手（"绿星"示）、拍摄者（"红星"示）的位置示意图　B. 患者的体位、拍摄助手和拍摄者的位置　C. 牵拉方式（以正常黏膜示意，拍摄者视角）　D. 取景范围（以正常黏膜示意，反光镜内镜像）

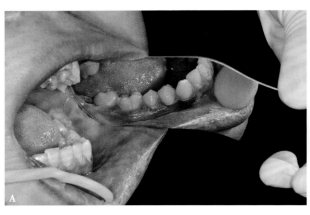
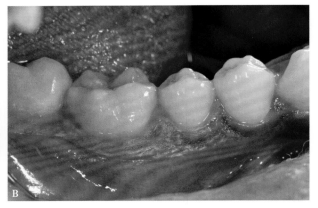

图 5-3-59　左侧下颌后牙颊侧牙龈黏膜病损的拍摄（反光镜方式）

A. 牵拉方式（拍摄者视角，该患者 26 颊向错位，导致反光镜无法深入）　B. 规范化照片（黏膜黑斑，反光镜内镜像）

（四）腭舌侧牙龈

1. 上颌牙腭侧牙龈　患者的体位、拍摄助手和拍摄者的位置、牵拉方式、取景范围示意见图 5-3-60。上颌牙腭侧牙龈黏膜病损的标准化照片见图 5-3-61。

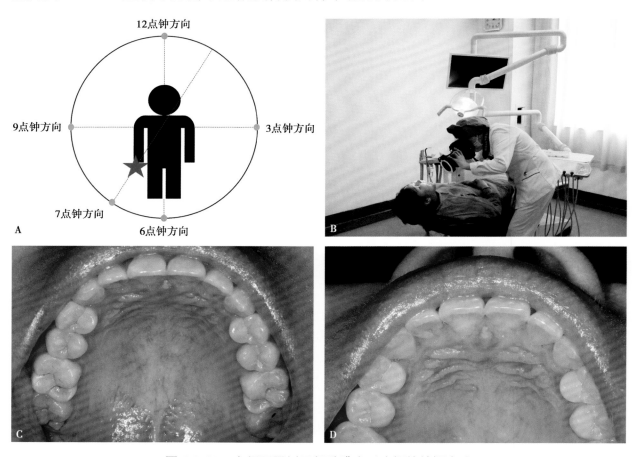

图 5-3-60　上颌牙腭侧牙龈黏膜广泛病损的拍摄方法

A. 患者、拍摄者（"红星"示）的位置示意图　B. 患者的体位和拍摄者的位置　C. 拍摄上颌牙腭侧牙龈黏膜广泛病损时的取景范围（以正常黏膜示意）　D. 拍摄上颌前牙腭侧牙龈病损时的取景范围（以正常黏膜示意）

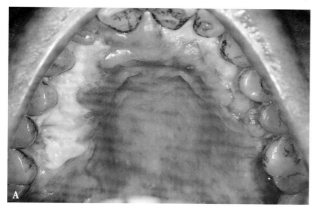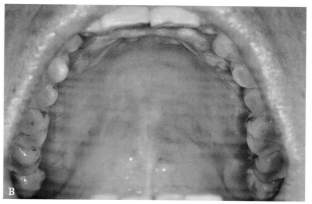

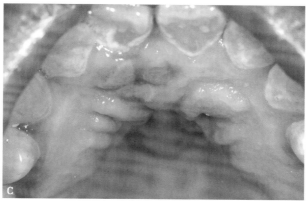

图 5-3-61　上颌牙腭侧牙龈黏膜病损的标准化照片

A. 上颌牙腭侧牙龈黏膜广泛溃疡病损（淋巴瘤）　B. 上颌牙腭侧牙龈龈缘充血糜烂（黏膜类天疱疮）
C. 上颌前牙腭侧牙龈溃疡（复发性阿弗他溃疡）

（1）患者：躺于椅背低平的牙椅上，面部朝向正面稍向右偏（5°左右），大张口。

（2）拍摄助手：可无。

（3）拍摄者：拍摄者站立于患者右前方 7 点钟方向拍摄。若仅拍摄上颌前牙区腭侧牙龈病损，则需调整取景范围，其余拍摄方式基本一致。

拍摄上颌牙腭侧牙龈病损时，若患者腭穹隆较深，为更好地展示上颌前牙腭侧牙龈病损，需采用反光镜方式。患者的体位、拍摄助手和拍摄者的位置、牵拉方式、取景范围示意见图 5-3-62。用反光镜方式拍摄腭穹隆较深患者上颌前牙腭侧牙龈病损的牵拉方式和规范化照片示例见图 5-3-63。

（1）患者：躺于椅背与地面成 40°～45° 的牙椅上，面部朝向正面稍向右偏（5°左右），大张口。

（2）拍摄助手：一位拍摄助手站立于患者后方 12 点钟方向，使用指状牵拉器牵拉上唇黏膜。另一位拍摄助手站立于患者左侧 3 点钟方向，让患者尽量张大嘴，放入反光镜，反光镜尽量靠近下颌牙齿，不能接触上颌后牙，以避免出现非反射的牙齿影像。

（3）拍摄者：拍摄者站立于患者右前方7点钟方向拍摄反光镜内的影像。反光镜边缘和唇黏膜尽量少进入构图内。

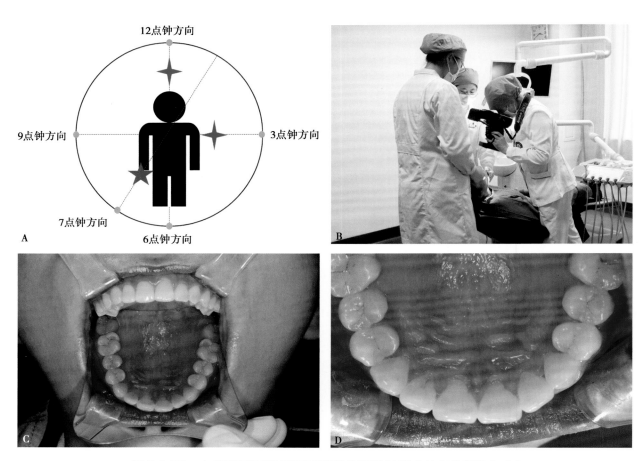

图 5-3-62 上颌前牙区腭侧牙龈黏膜病损的拍摄方法（反光镜方式）

A. 患者、拍摄者（"红星"示）、拍摄助手（"绿星"示）的位置示意图 B. 患者的体位、拍摄助手和拍摄者的位置 C. 牵拉方式（以正常黏膜示意，拍摄者视角） D. 拍摄上颌前牙腭侧牙龈时的取景范围（以正常黏膜示意，反光镜内镜像）

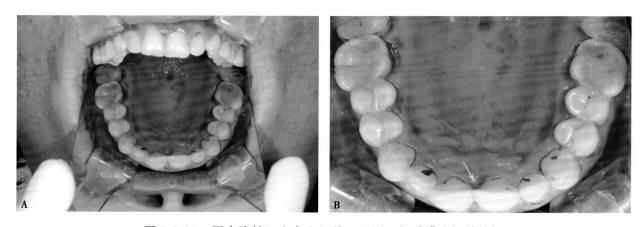

图 5-3-63 腭穹隆较深患者上颌前牙腭侧牙龈黏膜病损的拍摄

A. 牵拉方式（拍摄者视角） B. 规范化照片［牙龈黑斑，反光镜内镜像，11、21间龈乳头处的黑斑病损（箭头示）在反光镜拍摄方式下方可呈现］

2. 右侧上颌后牙腭侧牙龈 患者的体位、拍摄助手和拍摄者的位置、牵拉方式、取景范围示意见图 5-3-64。右侧上颌后牙腭侧牙龈病损的规范化照片示例见图 5-3-65。

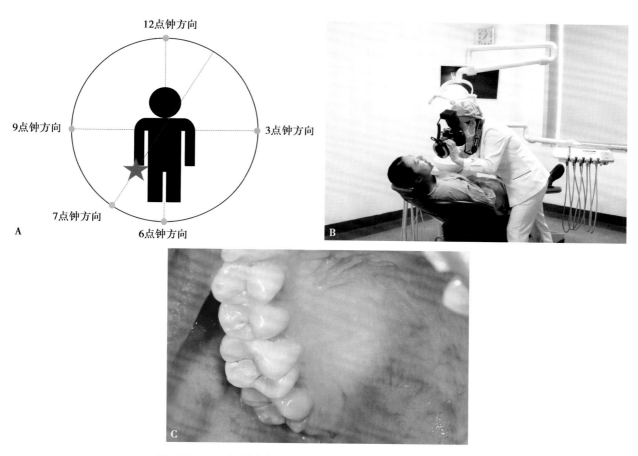

图 5-3-64 右侧上颌后牙腭侧牙龈黏膜病损的拍摄方法
A. 患者、拍摄者（"红星"示）的位置示意图 B. 患者的体位和拍摄者的位置 C. 取景范围（以正常黏膜示意）

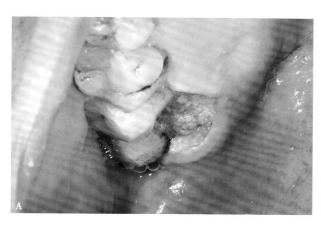
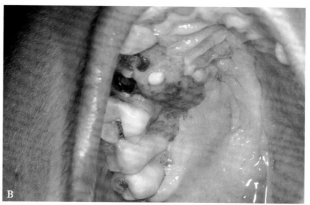

图 5-3-65 右侧上颌后牙腭侧牙龈病损的规范化照片
A. 规范化照片（低分化腺癌） B. 规范化照片（自伤性溃疡）

（1）患者：躺于椅背与地面成 40°～45°的牙椅上头部后仰，颏部抬高，面部略向右偏，方便镜头垂直于病损表面。若患者唇黏膜过长遮挡住牙面，会挡住一部分光线进入口内，此时需由拍摄助手用指状牵拉器或棉签进行牵拉。

（2）拍摄助手：可无。

（3）拍摄者：站立于患者右前方 7 点钟方向进行拍摄。

3. 左侧上颌后牙腭侧牙龈　患者的体位、拍摄助手和拍摄者的位置、牵拉方式、取景范围示意见图 5-3-66。左侧上颌后牙腭侧牙龈黏膜病损的规范化照片示例见图 5-3-67。

（1）患者：躺于椅背与地面成 40°～45°的牙椅上，头部后仰，颏部抬高，面部略向左偏，方便镜头垂直于病损表面。若患者唇黏膜过长遮挡住牙面，会挡住一部分光线进入口内，此时需由拍摄助手用指状牵拉器或棉签进行牵拉。

（2）拍摄助手：可无。

（3）拍摄者：站立于患者右前方 7 点钟方向进行拍摄。

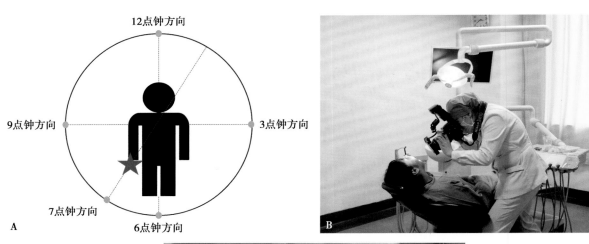

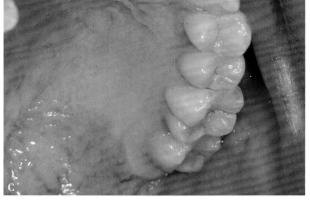

图 5-3-66　左侧上颌后牙腭侧牙龈黏膜病损的拍摄方法

A. 患者、拍摄者（"红星"示）的位置示意图　B. 患者的体位和拍摄者的位置　C. 取景范围（以正常黏膜示意）

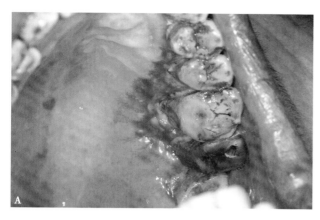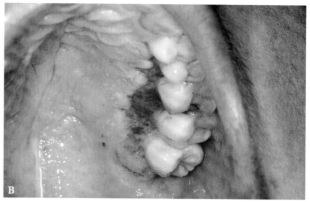

图 5-3-67　左侧上颌后牙腭侧牙龈黏膜病损的规范化照片
A. 规范化照片（口腔扁平苔藓）　B. 规范化照片（自伤性溃疡）

4. 下颌前牙舌侧牙龈　患者的体位、拍摄助手和拍摄者的位置、牵拉方式、取景范围示意见图 5-3-68。下颌前牙舌侧牙龈黏膜病损拍摄的牵拉方式和规范化照片示例见图 5-3-69。

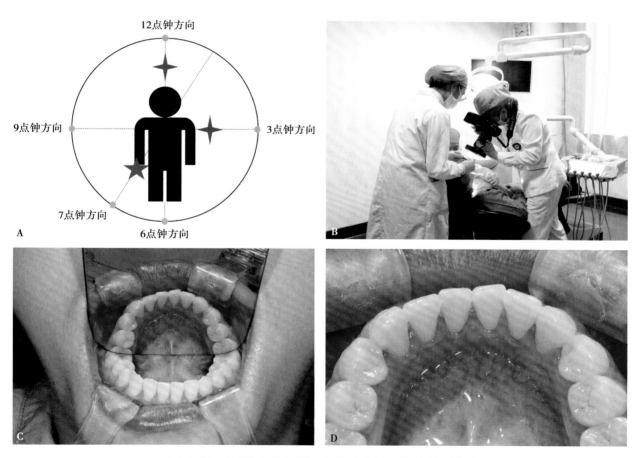

图 5-3-68　下颌前牙舌侧牙龈黏膜广泛病损的拍摄方法
A. 患者、拍摄者（"红星"示）、拍摄助手（"绿星"示）的位置示意图　B. 患者的体位、拍摄助手和拍摄者的位置　C. 牵拉方式（以正常黏膜示意，拍摄者视角）　D. 拍摄下前牙舌侧牙龈时的取景范围（以正常黏膜示意，反光镜内镜像）

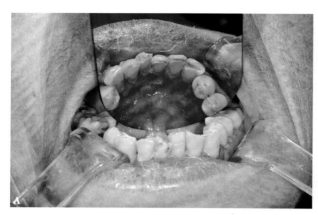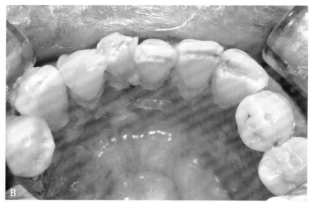

图 5-3-69 下颌前牙舌侧牙龈黏膜病损的拍摄
A. 牵拉方式示意(拍摄者视角) B. 规范化照片(黏膜类天疱疮反光镜内镜像)

(1)患者:躺于椅背与地面成 40°～45° 的牙椅上,面部朝向正面稍向右偏(5°左右)。

(2)拍摄助手:一位拍摄助手蹲立于患者左侧 3 点钟方向位置,用指状牵拉器(放置于前磨牙区对应的下唇黏膜处)牵拉下唇组织离开牙齿,并向下牵拉。另一位拍摄助手站立于患者后方 12 点钟放置反光镜,反光镜下端定位于下颌磨牙区的位置,并从舌腹前份与口底转折处将舌部向上后方抬起。

(3)拍摄者:站立于患者右前方 7 点钟方向拍摄反光镜内的镜像。

5. 右侧下颌后牙舌侧牙龈 患者的体位、拍摄助手和拍摄者的位置、牵拉方式、取景范围示意见图 5-3-70。右侧下颌后牙舌侧牙龈黏膜病损拍摄的牵拉方式和规范化照片示例见图 5-3-71、图 5-3-72。

(1)患者:躺于椅背与地面成 40°～45° 的牙椅上,面部略向左偏。

(2)拍摄助手:坐于患者右后方 11 点钟方向,右手用大牵拉器将右颊黏膜向右侧牵拉。让患者张大口且尽量将舌伸向左侧,左手使用反光镜遮挡舌部,遮挡的同时尽量将右舌腹压向左侧,以尽量减少舌部和口底黏膜对右侧下颌后牙舌侧牙龈病损的遮挡。反光镜勿接触右侧下颌后牙,以尽量避免出现非反射的牙齿影像。

(3)拍摄者:站立于患者右侧 7 点钟方向,调整反光镜角度和拍摄角度,尽量使镜头长轴垂直于目标病损表面,拍摄反光镜内的病损镜像。

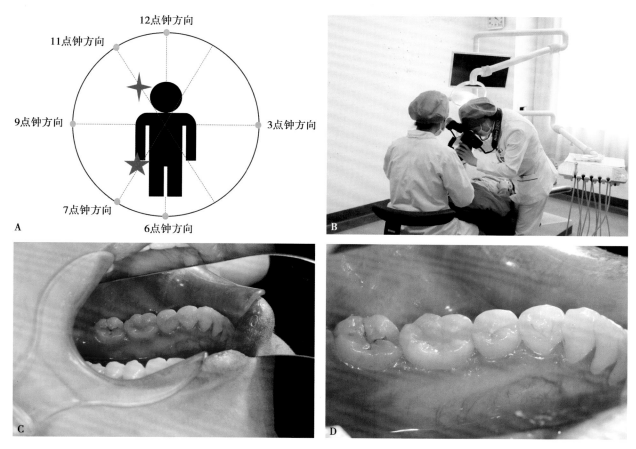

图 5-3-70　右侧下颌后牙舌侧牙龈黏膜病损的拍摄方法

A. 患者、拍摄者("红星"示)、拍摄助手("绿星"示)的位置示意图　B. 患者的体位、拍摄助手和拍摄者的位置　C. 牵拉方式(以正常黏膜示意,拍摄者视角)　D. 取景范围(以正常黏膜示意,反光镜内镜像)

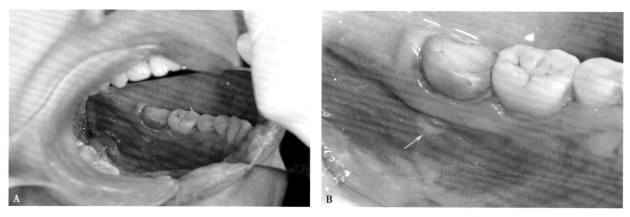

图 5-3-71　右侧下颌后牙舌侧牙龈黏膜病损的拍摄

A. 牵拉方式(拍摄者视角)　B. 规范化照片(口腔白斑病箭头示,反光镜内镜像)

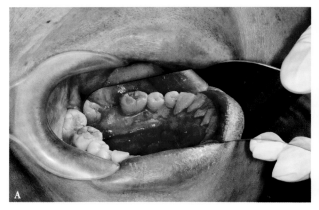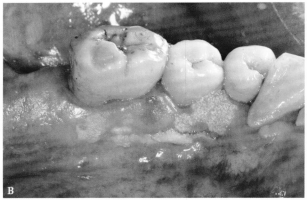

图 5-3-72   右侧下颌后牙舌侧牙龈黏膜病损的拍摄
A. 牵拉方式（拍摄者视角）   B. 规范化照片（口腔白斑病，反光镜内镜像）

6. 左侧下颌后牙舌侧牙龈   患者的体位、拍摄助手和拍摄者的位置、牵拉方式、取景范围示意见图 5-3-73。左侧下颌后牙舌侧牙龈黏膜病损拍摄的牵拉方式和规范化照片示例见图 5-3-74。

（1）患者：躺于椅背与地面成 40°～45° 的牙椅上，面部朝向正面稍向右偏（5° 左右）。

（2）拍摄助手：坐于患者右后方 11 点钟方向，左手用大牵拉器将左颊黏膜向左侧牵拉。让患者张大口且尽量将舌伸向右侧，右手使用反光镜遮挡舌部，遮挡的同时尽量将左舌腹压向右侧，以尽量减少舌部和口底黏膜对左侧下颌后牙舌侧牙龈病损的遮挡。反光镜勿接触左下颌后牙，以尽量避免出现非反射的牙齿影像。

（3）拍摄者：站立于患者右侧 7 点钟方向，调整反光镜角度和拍摄角度，尽量使镜头长轴垂直于目标病损表面，拍摄反光镜内的病损镜像。

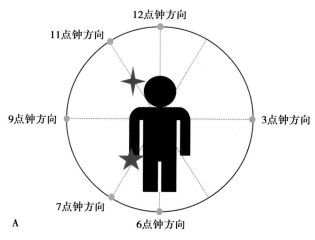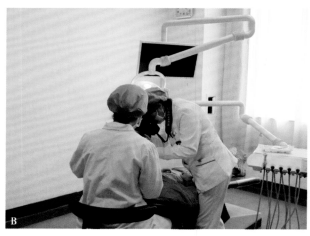

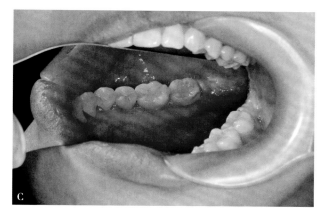
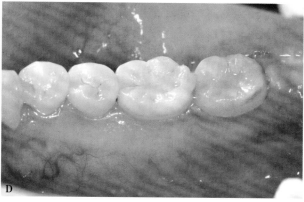

图 5-3-73　左侧下颌后牙舌侧牙龈黏膜病损的拍摄方法

A. 患者、拍摄者（"红星"示）、拍摄助手（"绿星"示）的位置示意图　B. 患者的体位、拍摄助手和拍摄者的位置　C. 牵拉方式（以正常黏膜示意，拍摄者视角）　D. 取景范围（以正常黏膜示意，反光镜内镜像）

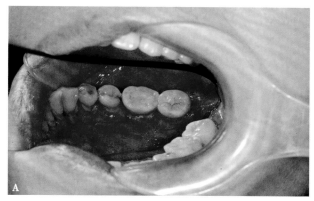
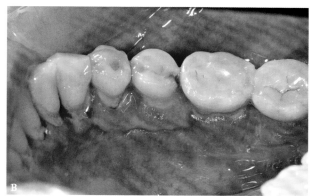

图 5-3-74　左侧下颌后牙舌侧牙龈黏膜病损的拍摄

A. 牵拉方式（拍摄者视角）　B. 规范化照片（黏膜类天疱疮，反光镜内镜像）

四、舌部黏膜病损

根据病损所在舌部的具体部位需采用不同的拍摄方法。其拍摄方法要点如下（表 5-4-1）。

（1）摄影方法：对目标病损进行直接摄影。

（2）辅助器材：牵拉器、口镜、棉签、纱布、乳胶手套。

（3）拍摄者位置：患者右侧 7 点钟方向。

（4）牙椅设定：椅背与地面成 40°～45°。

表 5-4-1 舌部各部位病损拍摄方法要点

目标病损部位	患者面部朝向	负责牵拉的拍摄助手位置	辅助器材
舌尖和舌前缘	朝向正面稍向右偏（5°左右）	—	—
舌背前中份		—	—
舌背前中份（上唇唇缘遮挡时）		12 点钟方向	乳胶手套或指状拉钩
舌背中后份		12 点钟方向	乳胶手套
舌背中后份（上唇唇缘遮挡时）		助手 1：1 点钟方向 助手 2：12 点钟方向	指状拉钩、纱布、乳胶手套
舌背后份近舌根处		11 点钟方向	纱布、乳胶手套、口镜
舌腹前份		—	—
右舌腹	略向左偏	12 点钟方向	大牵拉器、纱布、乳胶手套
右舌腹近舌根处		9 点钟方向	大牵拉器、棉签
右舌腹近舌根处（舌易后缩时）		助手 1：9 点钟方向 助手 2：1 点或 12 点钟方向	大牵拉器、棉签、纱布、乳胶手套
右舌腹口底转折区		9 点钟方向	大牵拉器、纱布、乳胶手套
左舌腹	略向右偏	12 点钟方向	大牵拉器、纱布、乳胶手套
左舌腹近舌根处		9 点钟方向	大牵拉器、棉签
左舌腹近舌根处（舌易后缩时）		助手 1：9 点钟方向 助手 2：1 点钟方向	大牵拉器、纱布、乳胶手套、棉签
左舌腹口底转折区		9 点钟方向	大牵拉器、纱布、乳胶手套

（一）舌尖和舌前缘

患者的体位、拍摄助手和拍摄者的位置、牵拉方式、取景范围示意见图 5-4-1。舌尖和舌前缘黏膜病损的规范化照片示例见图 5-4-2。

（1）患者：躺于椅背与地面成 40°～45° 的牙椅上，面部朝向正面稍向右偏（5° 左右），舌尖部分放置于下唇唇红上。

（2）拍摄助手：可无。但对由于神经疾患等因素导致舌部不自主震颤，或无法控制舌部位置者，拍摄助手需站立于患者后方 12 点钟方向用棉签辅助舌部固位。

（3）拍摄者：站立于患者右前方 7 点钟方向进行拍摄。

若病损局限于舌尖偏左或偏右的位置，则让患者右偏或左偏舌尖，或拍摄者通过调整拍摄角度，尽量让病损位于构图的黄金分割区域内。

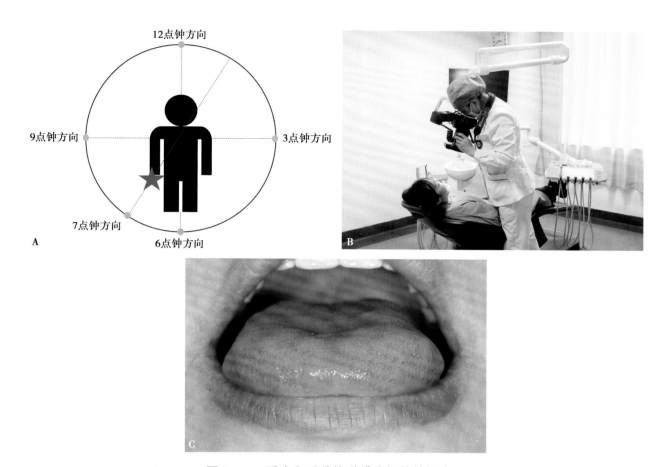

图 5-4-1　舌尖和舌前缘黏膜病损的拍摄方法
A. 患者、拍摄者（"红星"示）的位置示意图　B. 患者的体位和拍摄者的位置　C. 取景范围（以正常黏膜示意）

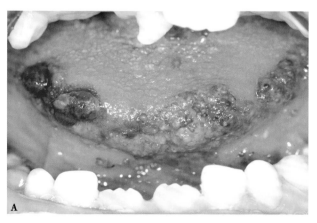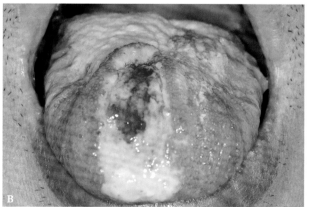

图 5-4-2　舌尖和舌前缘黏膜病损的规范化照片
A. 规范化照片（脉管畸形）　B. 规范化照片（结核性溃疡）

（二）舌背

1. 舌背前中份　患者的体位、拍摄助手和拍摄者的位置、牵拉方式、取景范围示意见图 5-4-3。舌背前中份病损的规范化照片示例见图 5-4-4。

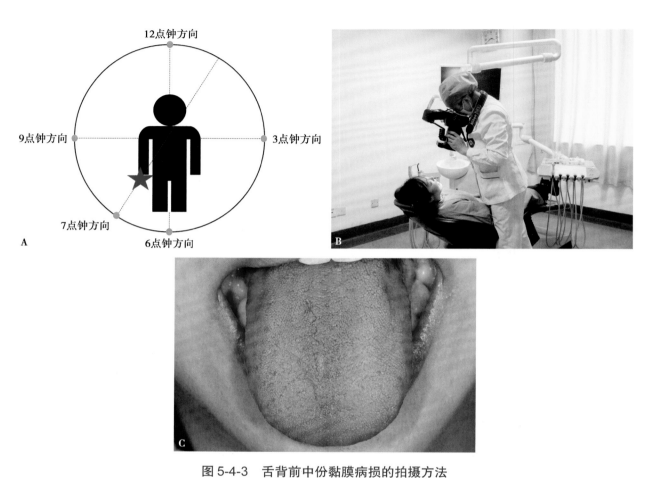

图 5-4-3　舌背前中份黏膜病损的拍摄方法
A. 患者、拍摄者（"红星"示）的位置示意图　B. 患者的体位和拍摄者的位置　C. 取景范围（以正常黏膜示意）

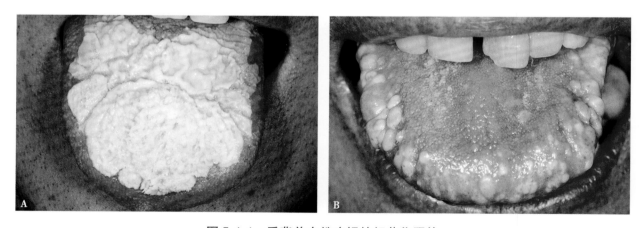

图 5-4-4　舌背前中份病损的规范化照片
A. 规范化照片（增殖性疣状白斑）　B. 规范化照片（淀粉样变性，舌活动度受限无法伸出口外）

（1）患者：躺于椅背与地面成 40°～45° 的牙椅上，面部朝向正面稍向右偏（5° 左右），尽力将舌前份向前下方伸出口外。

（2）拍摄助手：可无。但对由于神经疾患等因素导致舌部不自主震颤，或无法控制舌部位置者，拍摄助手需站立于患者后方 12 点钟方向用棉签辅助舌部固位。

（3）拍摄者：站立于患者右前方 7 点钟方向进行拍摄。

若舌背前中份病损较局限，则在此拍摄角度基础上将目标病损的中心尽量移至构图的黄金三角区内。

若上唇较长会盖住上颌前牙切端从而遮挡部分舌背，可由拍摄助手站立于患者后方 12 点钟方向用指状拉钩或用手指（特别注意应佩戴乳胶手套，不要佩戴 PE 手套）牵拉上唇（图 5-4-5）。上唇较长时舌背前中份病损拍摄的牵拉方式（指状牵拉器牵拉）和规范化照片示例见图 5-4-6。上唇较长时舌背前中份黏膜病损拍摄的牵拉方式（佩戴乳胶手套后用手指牵拉）和规范化照片示例见图 5-4-7。

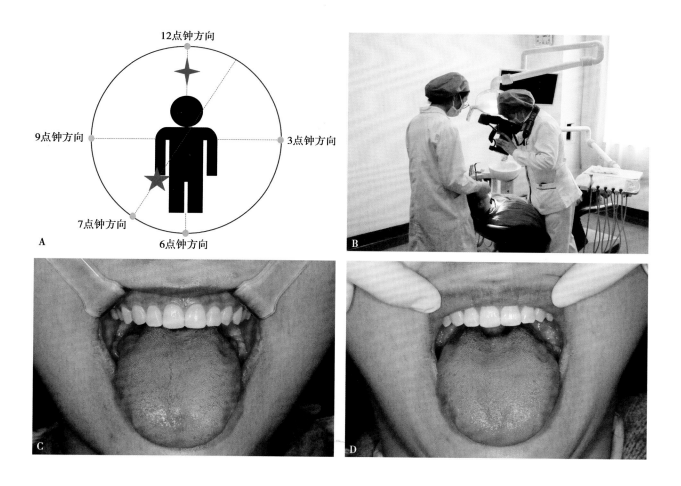

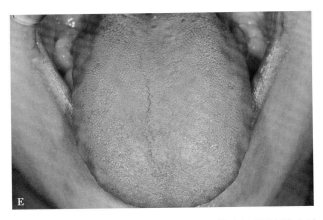

图 5-4-5　上唇较长时舌背前中份黏膜病损的拍摄方法

A. 患者、拍摄助手（"绿星"示）、拍摄者（"红星"示）的位置示意图　B. 患者体位、拍摄助手和拍摄者的位置
C、D. 牵拉方式（以正常黏膜示意，拍摄者视角）　E. 取景范围（以正常黏膜示意）

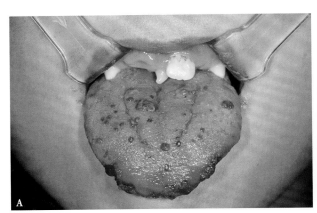
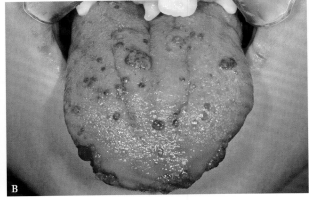

图 5-4-6　上唇较长患者的舌背前中份黏膜病损的拍摄
A. 牵拉方式（拍摄者视角）　B. 规范化照片（脉管畸形）

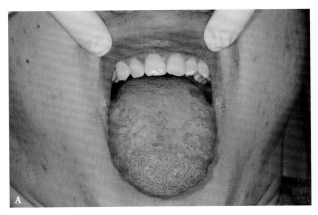
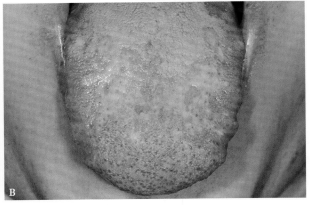

图 5-4-7　上唇较长患者的舌背前中份黏膜病损的拍摄
A. 牵拉方式（拍摄者视角）　B. 规范化照片（口腔扁平苔藓）

2. 舌背中后份 患者的体位、拍摄助手和拍摄者的位置、牵拉方式、取景范围示意见图 5-4-8。舌背中后份病损拍摄的牵拉方式和规范化照片示例见图 5-4-9。

（1）患者：躺于椅背与地面成 40°～45° 的牙椅上，面部朝向正面稍向右偏（5° 左右），尽力将舌前份向前下方伸出口外。

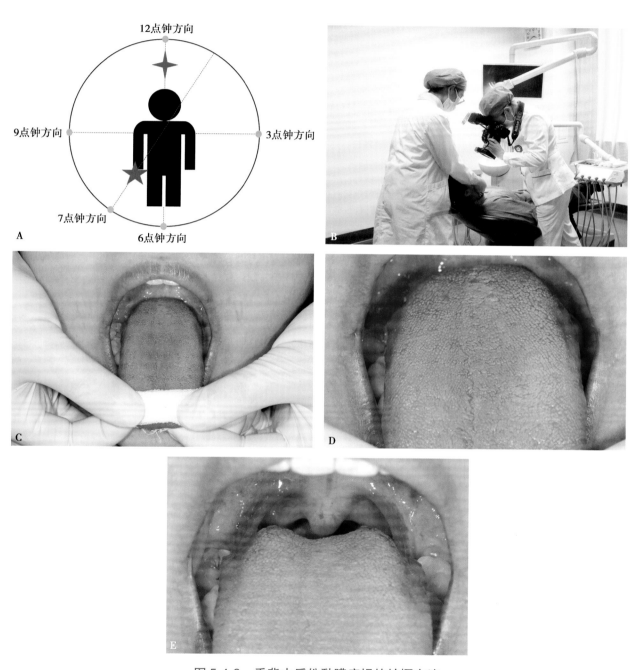

图 5-4-8 舌背中后份黏膜病损的拍摄方法

A. 患者、拍摄助手（"绿星"示）、拍摄者（"红星"示）的位置示意图 B. 患者的体位、拍摄助手和拍摄者的位置 C. 牵拉方式（以正常黏膜示意，拍摄者视角） D. 舌背中份病损取景范围（以正常黏膜示意） E. 舌背中后份病损取景范围（以正常黏膜示意）

（2）拍摄助手：站立于患者后方 12 点钟方向，用纱布包裹舌背前份后将舌体尽量往口外牵拉。

（3）拍摄者：站立于患者右前方 7 点钟方向进行拍摄。

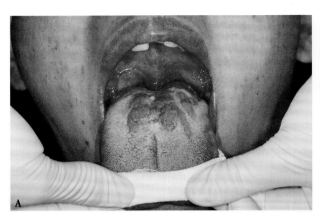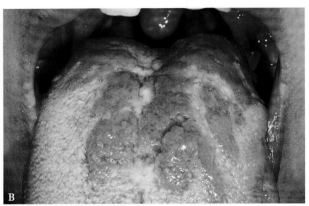

图 5-4-9　舌背中后份黏膜病损的拍摄
A. 牵拉方式（拍摄者视角）　B. 规范化照片（梅毒）

上唇较长时会遮挡部分舌背，且阻碍光线进入口腔后份，此时需由一位拍摄助手站立于患者左后方 1 点钟方向，佩戴乳胶手套后用手牵拉上唇，或用指状牵拉器牵拉上唇，以避免上唇遮挡光线；另一位拍摄助手站立于患者后方 12 点钟方向用纱布包裹舌背前份后将舌体尽量往口外牵拉（图 5-4-10）。上唇较长时舌背中后份病损拍摄的牵拉方式和规范化照片示例见图 5-4-11。

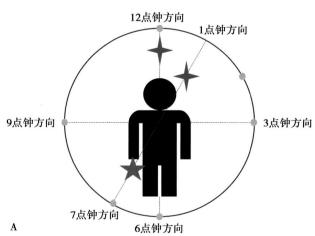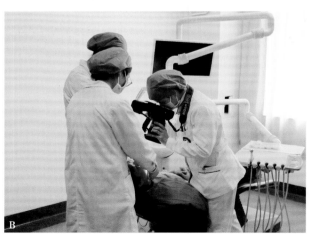

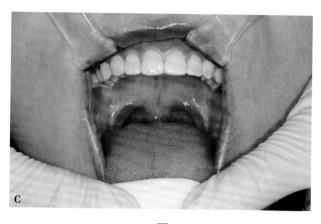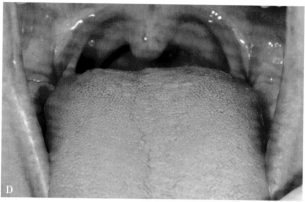

图 5-4-10　上唇较长时舌背中后份黏膜病损的拍摄方法

A. 患者、拍摄助手（"绿星"示）、拍摄者（"红星"示）的位置示意图　B. 患者的体位、拍摄助手和拍摄者的位置　C. 牵拉方式（以正常黏膜示意，拍摄者视角）　D. 舌背中后份病损取景范围（以正常黏膜示意）

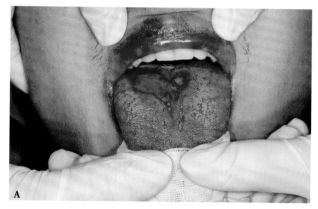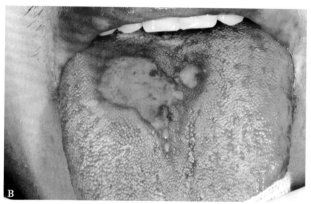

图 5-4-11　上唇较长时舌背中后份黏膜病损的拍摄
A. 牵拉方式（拍摄者视角）　B. 规范化照片（药物过敏性口炎）

3. 舌背后份近舌根处　患者的体位、拍摄助手和拍摄者的位置、牵拉方式、取景范围示意见图 5-4-12。舌背后份近舌根处病损拍摄的牵拉方式和规范化照片示例见图 5-4-13。

（1）患者：躺于椅背与地面成 40°～45°的牙椅上，面部朝向正面稍向右偏（5°左右），尽力将舌前份伸出口外。

（2）拍摄助手：坐于患者右侧 11 点钟方向，用纱布包裹舌体中前份后用左手将其尽量往口外牵拉，然后用右手持口镜将舌部中后份下压。

（3）拍摄者：站立于患者右前方 7 点钟方向进行拍摄。

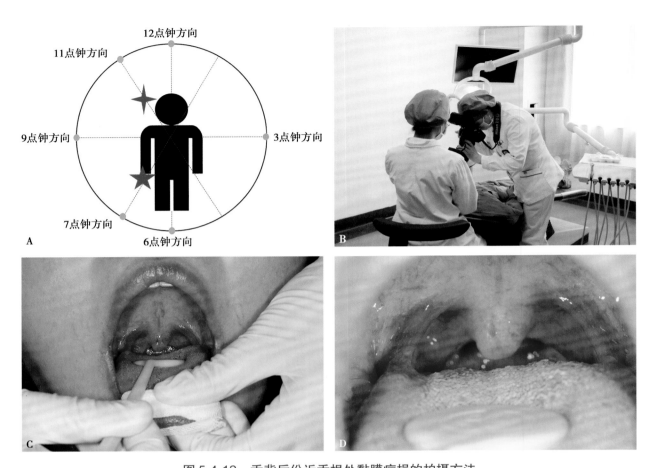

图 5-4-12　舌背后份近舌根处黏膜病损的拍摄方法
A. 患者、拍摄助手（"绿星"示）、拍摄者（"红星"示）的位置示意图　B. 患者的体位、拍摄助手和拍摄者的位置　C. 牵拉方式（以正常黏膜示意，拍摄者视角）　D. 取景范围（以正常黏膜示意）

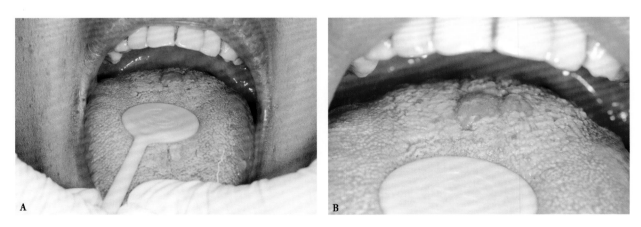

图 5-4-13　舌背后份近舌根处黏膜病损的拍摄
A. 牵拉方式（拍摄者视角）　B. 规范化照片（艾滋病患者舌背增生物）

（三）舌腹

1. 舌腹前份 患者的体位、拍摄助手和拍摄者的位置、牵拉方式、取景范围示意见图 5-4-14。舌腹前份病损拍摄的牵拉方式和规范化照片示例见图 5-4-15。

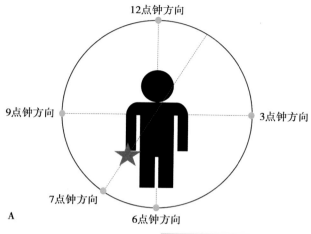
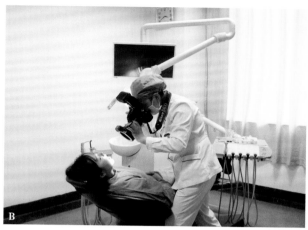
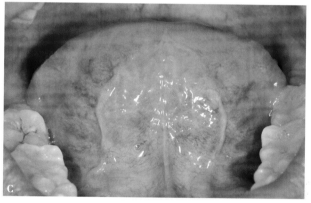

图 5-4-14 舌腹前份黏膜病损的拍摄方法
A. 患者、拍摄者（"红星"示）的位置示意图 B. 患者的体位、拍摄者的位置 C. 取景范围（以正常黏膜示意）

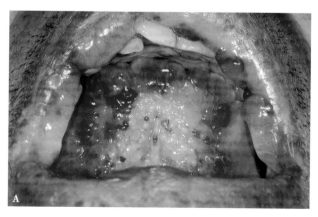
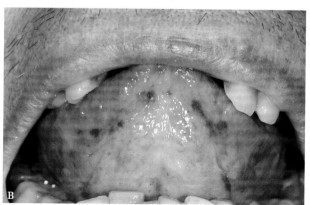

图 5-4-15 舌腹前份黏膜病损的规范化照片
A. 规范化照片（淀粉样变性） B. 规范化照片（淀粉样变性）

（1）患者：躺于椅背与地面成 40°～45° 的牙椅上，面部朝向正面稍向右偏（5° 左右），
颏部抬起，大张口，舌尖上翘舔及上前牙切缘。

（2）拍摄助手：可无。若患者舌部有震颤现象则需拍摄助手站立于患者后方 12 点钟
方向用棉签协助舌体制动。若患者舌系带过短舌尖无法上翘，则拍摄助手站立于患者后
方 12 点钟方向用棉签协助舌体前份向后翻转。

（3）拍摄者：站立于患者右前方 7 点钟方向进行拍摄。

2. 右舌腹　患者的体位、拍摄助手和拍摄者的位置、牵拉方式、取景范围示意见图 5-4-16。
右舌腹黏膜病损拍摄的牵拉方式和规范化照片示例见图 5-4-17、图 5-4-18。

（1）患者：躺于椅背与地面成 40°～45° 的牙椅上，面部略向左偏。

（2）拍摄助手：站立于患者后方 12 点钟方向，有时也可坐于患者右侧 9 点钟方向。用
纱布包裹舌背前份后将舌体尽量往口外牵拉，同时用大牵拉器牵拉右颊黏膜。某些张口
度较大的患者，用口镜代替大牵拉器也能使舌腹病损暴露良好。

（3）拍摄者：站立于患者右前方 7 点钟方向进行拍摄。

若仅拍摄右舌腹后份的病损，则调整取景范围即可。

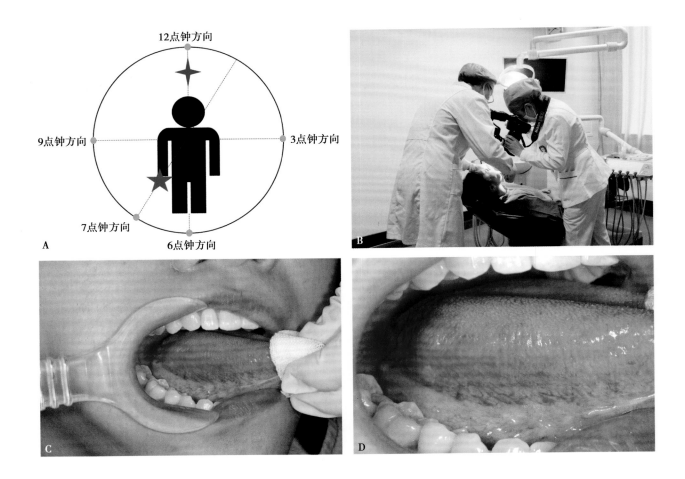

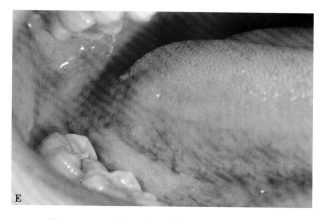

图 5-4-16　右舌腹黏膜病损的拍摄方法

A. 患者、拍摄助手（"绿星"示）、拍摄者（"红星"示）的位置示意图　B. 患者的体位、拍摄助手和拍摄者的位置　C. 拍摄右舌腹黏膜病损的牵拉方式（以正常黏膜示意，拍摄者视角）　D. 拍摄右舌腹黏膜病损的取景范围（以正常黏膜示意）　E. 拍摄右舌腹后份黏膜病损的取景范围（以正常黏膜示意）

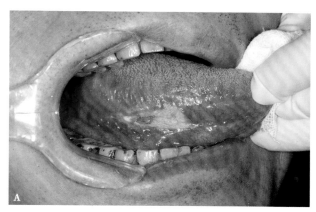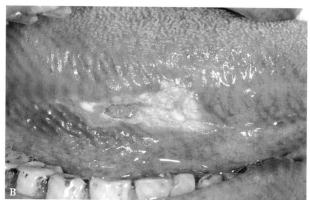

图 5-4-17　右舌腹黏膜病损的拍摄

A. 牵拉方式（拍摄者视角）　B. 规范化照片（口腔白斑病癌变）

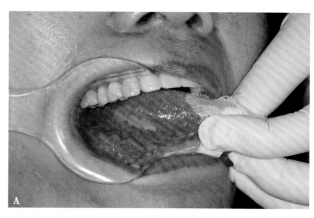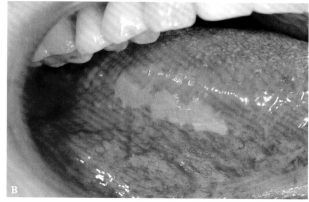

图 5-4-18　右舌腹后份黏膜病损的拍摄

A. 牵拉方式（拍摄者视角）　B. 规范化照片（口腔白斑病）

3. 右舌腹近舌根处 患者的体位、拍摄助手和拍摄者的位置、牵拉方式、取景范围示意见图 5-4-19。右舌腹近舌根处病损拍摄的牵拉方式和规范化照片示例见图 5-4-20。

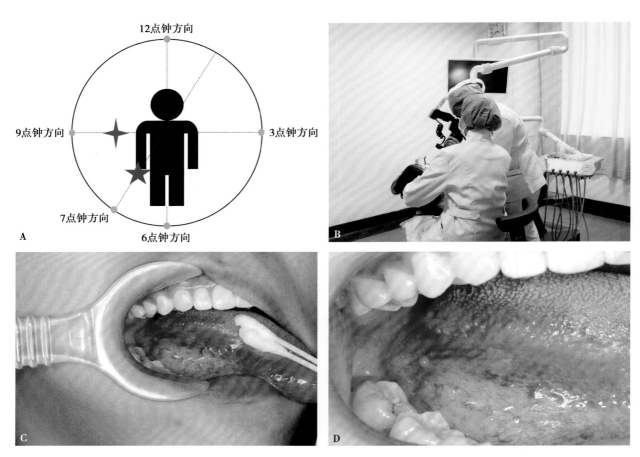

图 5-4-19 右舌腹近舌根处黏膜病损的拍摄方法
A. 患者、拍摄助手（"绿星"示）、拍摄者（"红星"示）的位置示意图 B. 患者的体位、拍摄助手和拍摄者的位置 C. 牵拉方式（以正常黏膜示意，拍摄者视角） D. 取景范围（以正常黏膜示意）

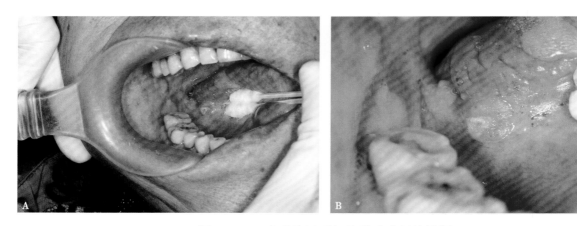

图 5-4-20 右舌腹近舌根处黏膜病损的拍摄
A. 牵拉方式（拍摄者视角） B. 规范化照片（早期舌鳞状细胞癌）

（1）患者：躺于椅背与地面成40°～45°的牙椅上，面部略向左偏。

（2）拍摄助手：坐于患者右侧9点钟方向，用大牵拉器牵拉右颊黏膜，并同时用口镜或棉签将目标病损近中方向的舌黏膜向左侧方向按压，更好地暴露目标病损（一般采用新的棉签，这样的棉签干燥而不易从舌腹表面滑脱移位）。

（3）拍摄者：站立于患者右前方7点钟方向进行拍摄。

若患者舌体容易后缩，需有2位拍摄助手。一位拍摄助手坐于患者右侧9点钟方向，左手持大牵拉器牵拉右颊黏膜，右手用纱布包裹舌体前中份后将舌体尽量往口外往左侧牵拉。另一位拍摄助手站立于患者左后方1点钟方向或患者后方12点钟方向，用棉签将目标病损近中方向的舌黏膜向左侧方向按压（图5-4-21）。舌体易后缩者右舌腹近舌根处黏膜病损拍摄的牵拉方式和规范化照片示例见图5-4-22。

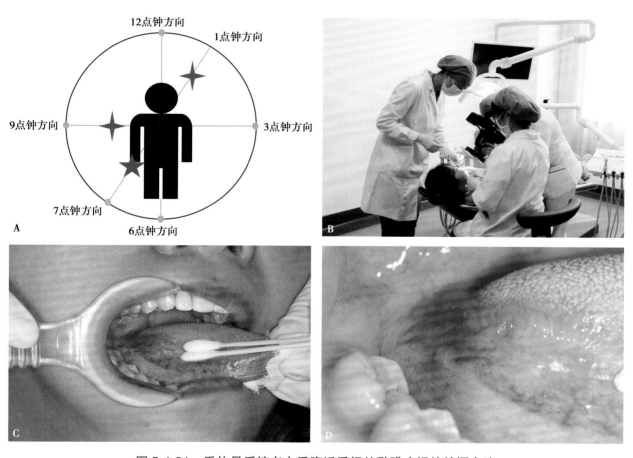

图5-4-21 舌体易后缩者右舌腹近舌根处黏膜病损的拍摄方法
A. 患者、拍摄助手（"绿星"示）、拍摄者（"红星"示）的位置示意图 B. 患者的体位、拍摄助手和拍摄者的位置 C. 牵拉方式（以正常黏膜示意，拍摄者视角） D. 取景范围（以正常黏膜示意）

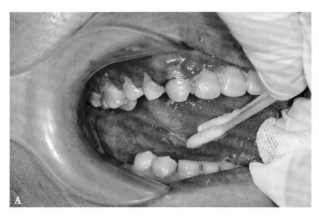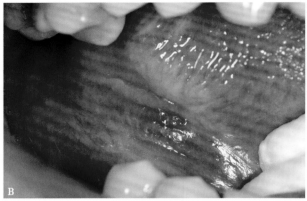

图 5-4-22 舌体易后缩者右舌腹近舌根处黏膜病损的拍摄
A. 牵拉方式（拍摄者视角） B. 规范化照片（口腔扁平苔藓）

4. 右舌腹口底转折区 患者的体位、拍摄助手和拍摄者的位置、牵拉方式、取景范围示意见图 5-4-23。右舌腹口底转折区黏膜病损拍摄的牵拉方式和规范化照片示例见图 5-4-24。

（1）患者：躺于椅背与地面成 40°～45° 的牙椅上，面部略向左偏。

（2）拍摄助手：坐于患者右侧 9 点钟方向，在用纱布包裹舌背前份后将舌体尽量往口外牵拉的同时，还需将其向上向左侧翻转，以避免转折处出现皱褶影响病损表面的展示。同时用大牵拉器牵拉右颊黏膜。

（3）拍摄者：站立于患者右前方 7 点钟方向进行拍摄。注意纱布、牵拉器等要尽量少进入构图内。

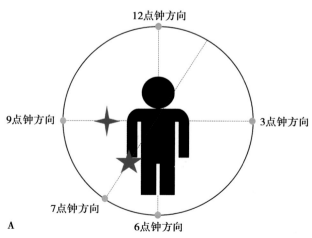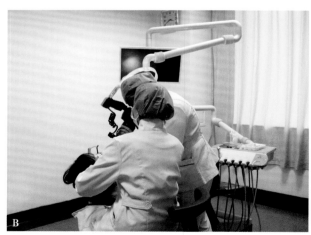

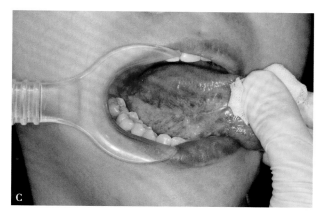
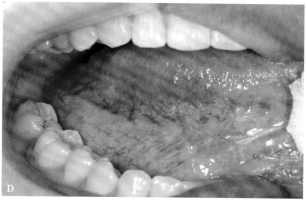

图 5-4-23　右舌腹口底转折区黏膜病损的拍摄方法

A. 患者、拍摄助手（"绿星"示）、拍摄者（"红星"示）的位置示意图　B. 患者的体位、拍摄助手和拍摄者的位置　C. 牵拉方式（以正常黏膜示意，拍摄者视角）　D. 取景范围（以正常黏膜示意）

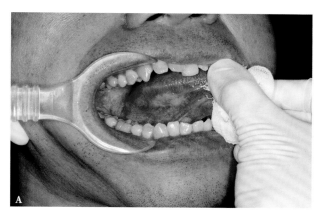
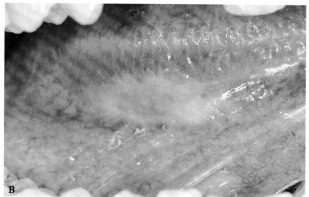

图 5-4-24　右舌腹口底转折区黏膜病损的拍摄

A. 牵拉方式（拍摄者视角）　B. 规范化照片（口腔斑纹类疾病）

5. 左舌腹　患者的体位、拍摄助手和拍摄者的位置、牵拉方式、取景范围示意见图 5-4-25。左舌腹黏膜病损拍摄的牵拉方式和规范化照片示例见图 5-4-26、图 5-4-27。

（1）患者：躺于椅背与地面成 40°～45° 的牙椅上，面部略向右偏。

（2）拍摄助手：站立于患者后方 12 点钟方向，有时也可坐于患者右侧 9 点钟方向。拍摄助手用纱布包裹舌背前份后将舌体尽量往口外牵拉，同时用大牵拉器牵拉左颊黏膜。某些开口度较大的患者，用口镜代替大牵拉器也能使舌腹病损暴露良好。

（3）拍摄者：站立于患者右前方 7 点钟方向进行拍摄。

若仅拍摄左舌腹后份的病损，则调整取景范围即可。

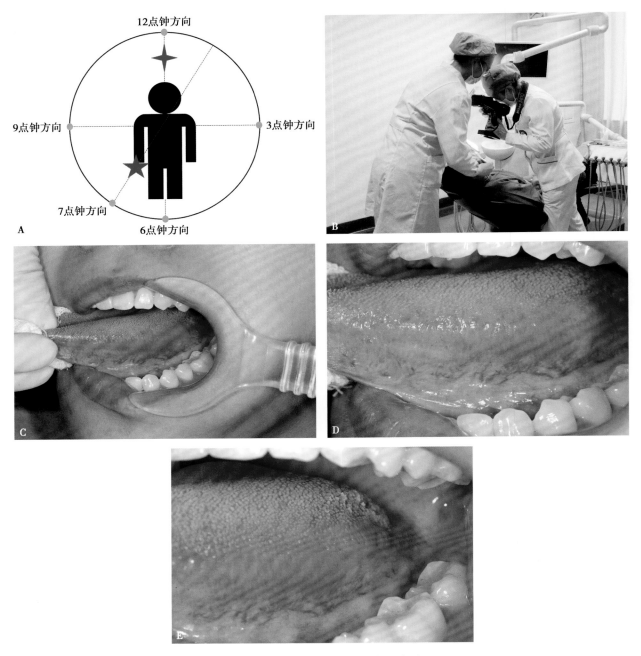

图 5-4-25 左舌腹病损的拍摄方法

A. 患者、拍摄助手("绿星"示)、拍摄者("红星"示)的位置示意图 B. 患者的体位、拍摄助手和拍摄者的位置 C. 拍摄左舌腹病损的牵拉方式(以正常黏膜示意,拍摄者视角) D. 拍摄左舌腹病损的取景范围(以正常黏膜示意) E. 拍摄左舌腹后份病损的取景范围(以正常黏膜示意)

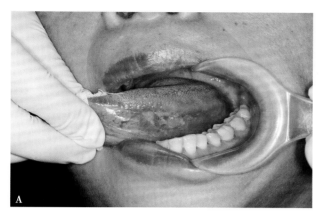
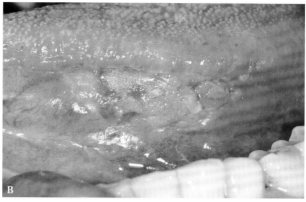

图 5-4-26 左舌腹黏膜病损的拍摄
A. 牵拉方式（拍摄者视角） B. 规范化照片（早期鳞状细胞癌）

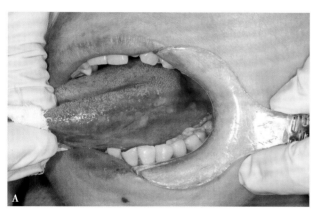
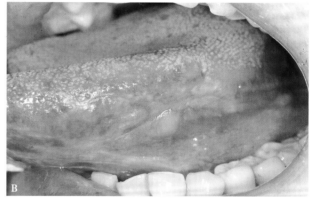

图 5-4-27 左舌腹黏膜病损的拍摄
A. 牵拉方式（拍摄者视角） B. 规范化照片（口腔扁平苔藓）

6. 左舌腹近舌根处 患者的体位、拍摄助手和拍摄者的位置、牵拉方式、取景范围示意见图 5-4-28。左舌腹近舌根处黏膜病损拍摄的牵拉方式和规范化照片示例见图 5-4-29。

（1）患者：躺于椅背与地面成 40°～45° 的牙椅上，面部略向右偏。

（2）拍摄助手：坐于患者右侧 9 点钟方向，用大牵拉器牵拉左颊黏膜，并同时用口镜或棉签将目标病损近中方向的舌黏膜向右侧方向按压，更好地暴露目标病损（一般采用新的棉签，这样的棉签干燥而不易从舌腹表面滑脱移位）。

（3）拍摄者：站立于患者右前方 7 点钟方向进行拍摄。

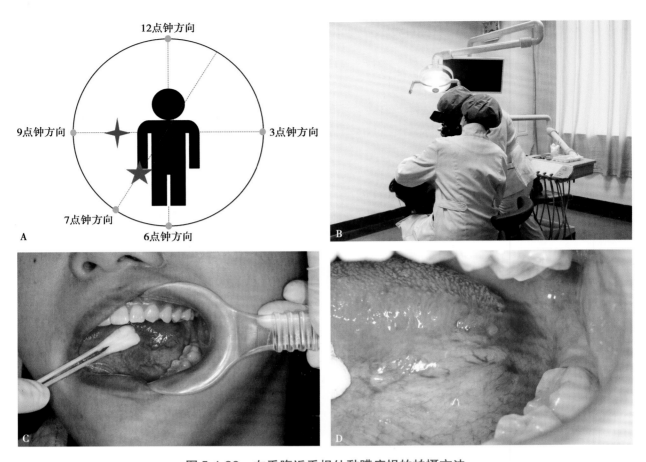

图 5-4-28 左舌腹近舌根处黏膜病损的拍摄方法

A. 患者、拍摄助手（"绿星"示）、拍摄者（"红星"示）的位置示意图 B. 患者的体位、拍摄助手和拍摄者的位置 C. 牵拉方式（以正常黏膜示意，拍摄者视角） D. 取景范围（以正常黏膜示意）

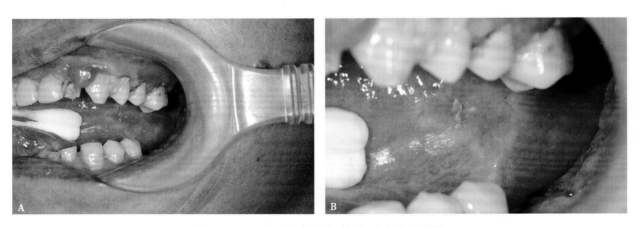

图 5-4-29 左舌腹近舌根处黏膜病损的拍摄
A. 牵拉方式（拍摄者视角） B. 规范化照片（口腔扁平苔藓）

若患者舌体容易后缩，需有 2 位拍摄助手。一位拍摄助手坐于患者右侧 9 点钟方向，左手用大牵拉器牵拉左颊黏膜，右手用纱布包裹舌体前中份后将舌体尽量往口外右侧牵拉。另一位拍摄助手站立于患者左后方 1 点钟方向，用棉签协助将目标病损近中方向的舌黏膜向右侧方向按压,更好地暴露目标病损(图5-4-30)。舌体易后缩者左舌腹近舌根处黏膜病损拍摄的牵拉方式和规范化照片示例见图5-4-31。

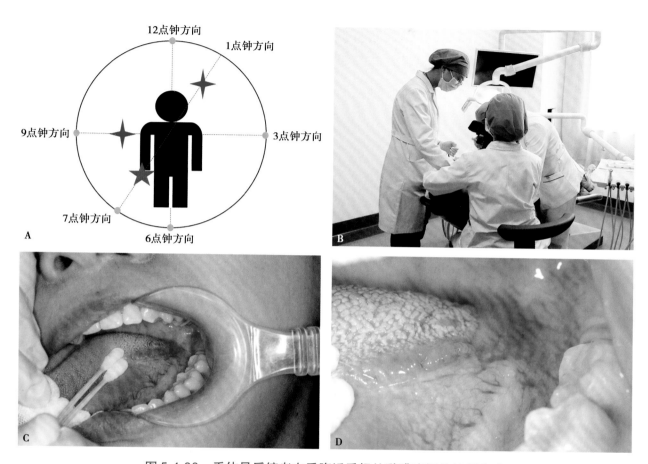

图5-4-30 舌体易后缩者左舌腹近舌根处黏膜病损的拍摄方法

A.患者、拍摄助手("绿星"示)、拍摄者("红星"示)的位置示意图 B.患者的体位、拍摄助手和拍摄者的位置 C.牵拉方式(以正常黏膜示意,拍摄者视角) D.取景范围(以正常黏膜示意)

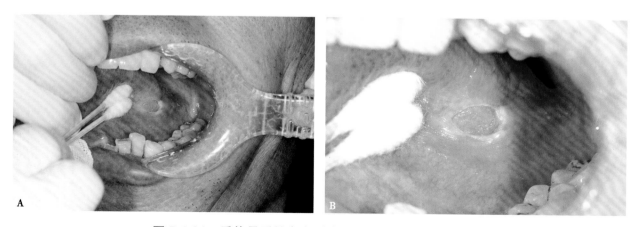

图5-4-31 舌体易后缩者左舌腹近舌根处黏膜病损的拍摄

A.牵拉方式(拍摄者视角) B.规范化照片(创伤性溃疡)

7. 左舌腹口底转折区　患者的体位、拍摄助手和拍摄者的位置、牵拉方式、取景范围示意见图 5-4-32。左舌腹口底转折区黏膜病损拍摄的牵拉方式和规范化照片示例见图 5-4-33。

（1）患者：躺于椅背与地面成 40°～45° 的牙椅上，面部略向右偏。

（2）拍摄助手：坐于患者右侧 9 点钟方向，在用纱布包裹舌背前份后将舌体尽量往口外牵拉的同时还需将其向上向右侧翻转，以避免转折处出现皱褶影响病损表面的展示。同时用大牵拉器牵拉左颊黏膜。

（3）拍摄者：站立于患者右前方 7 点钟方向进行拍摄。注意纱布、牵拉器等要尽量少进入构图内。

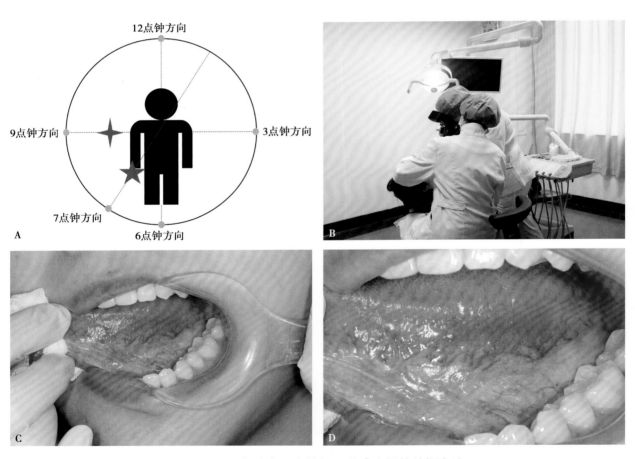

图 5-4-32　左舌腹口底转折区黏膜病损的拍摄方法

A. 患者、拍摄助手（"绿星"示）、拍摄者（"红星"示）的位置示意图　B. 患者的体位、拍摄助手和拍摄者的位置　C. 牵拉方式（以正常黏膜示意，拍摄者视角）　D. 取景范围（以正常黏膜示意）

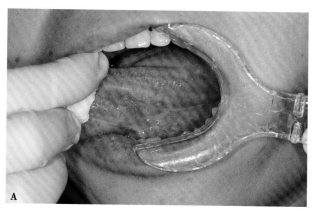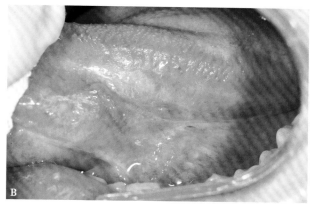

图 5-4-33　左舌腹口底转折区黏膜病损的拍摄
A. 牵拉方式（拍摄者视角）　B. 规范化照片（口腔扁平苔藓）

五、口底黏膜病损

根据病损所在口底黏膜的具体部位需采用不同的拍摄方法，其拍摄方法要点如下（表 5-5-1）。

（1）摄影方法：对目标病损进行直接拍摄或采用反光镜方式拍摄。

（2）辅助器材：牵拉器、反光镜、棉签、乳胶手套。

（3）拍摄者位置：患者右前方 7 点钟方向。

（4）牙椅设定：椅背与地面成 40°～45°。

表 5-5-1　口底各部位病损拍摄方法要点

目标病损部位	患者面部朝向	拍摄方式	负责牵拉的拍摄助手位置	辅助器材
口底前份	朝向正面稍向右偏（5°左右）	直接	—	—
		反光镜方式	助手 1：12 点钟方向 助手 2：3 点钟方向	反光镜 指状牵拉器 / 乳胶手套
右侧口底后份	略向右偏	直接	9 点钟方向	大牵拉器、棉签
左侧口底后份	朝向正面稍向右偏（5°左右）	直接	9 点钟方向	大牵拉器、棉签

（一）口底前份

1. 直接方式 用直接方式拍摄口底前份黏膜病损时，患者的体位、拍摄者的位置、取景范围示意见图 5-5-1。直接方式拍摄口底前份黏膜病损的牵拉方式和规范化照片示例见图 5-5-2。

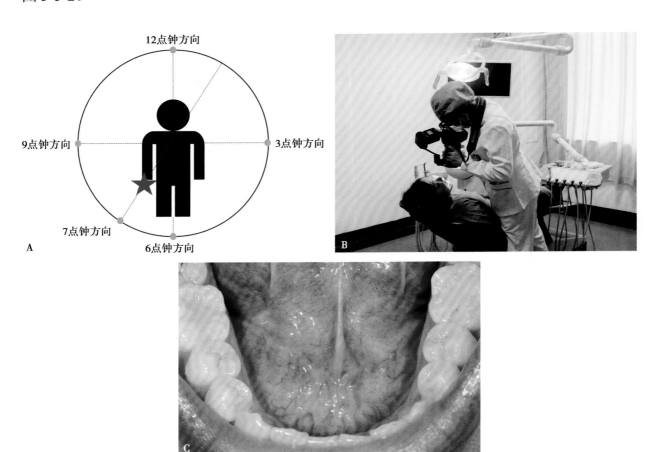

图 5-5-1 口底前份黏膜病损的拍摄方法
A. 患者、拍摄者（"红星"示）的位置示意图 B. 患者的体位、拍摄者的位置 C. 取景范围（以正常黏膜示意）

（1）患者：躺于椅背与地面成 40°～45°的牙椅上，朝向正面稍向右偏（5°左右），张大口，舌尖抬起尽量往后卷舔腭部。

（2）拍摄助手：可无。

（3）拍摄者：站立于患者右前方 7 点钟方向进行拍摄。

2. 反光镜方式 用反光镜方式拍摄口底前份黏膜病损时，患者的体位、拍摄助手和拍摄者的位置、牵拉方式、取景范围示意见图 5-5-3。此种方式常用于口底较深，或舌部无法配合的患者，或病损同时累及下颌前牙舌侧牙龈者。用反光镜方式拍摄口底前份黏膜病损的牵拉方式和规范化照片示例见图 5-5-4。

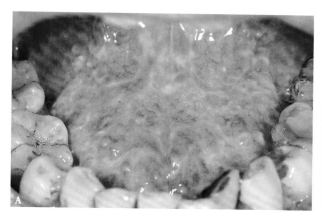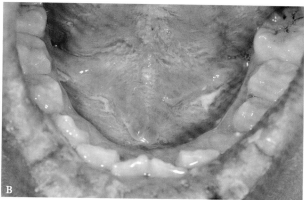

图 5-5-2　口底前份黏膜病损的规范化照片

A. 口腔扁平苔藓　B. 白色海绵状斑痣

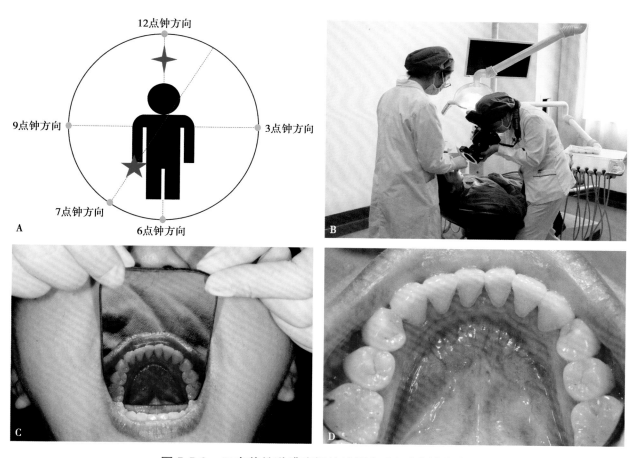

图 5-5-3　口底前份黏膜病损的拍摄方法（反光镜方式）

A. 患者、拍摄助手（"绿星"示）、拍摄者（"红星"示）的位置示意图　B. 患者的体位、拍摄助手和拍摄者的位置　C. 牵拉方式（以正常黏膜示意，拍摄者视角）　D. 拍摄口底前份黏膜病损时的取景范围（以正常黏膜示意，反光镜内镜像）

（1）患者：躺于椅背与地面成 40°～45° 的牙椅上，面部朝向正面稍向右偏（5° 左右），大张口。

（2）拍摄助手：拍摄助手站立于患者后方 12 点钟放置反光镜，反光镜下端定位于下颌磨牙区的位置，并从舌腹前份与口底转折处将舌部向上后方抬起（图 5-5-3）。

（3）拍摄者：站立于患者右前方 7 点钟方向拍摄反光镜内的病损镜像。

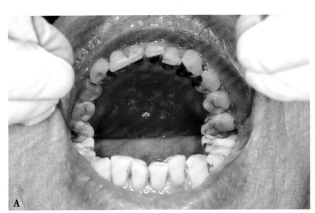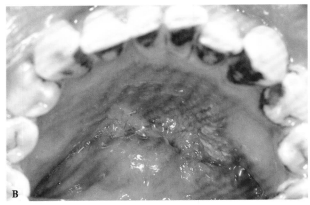

图 5-5-4　口底前份病损的规范化照片（反光镜方式）
A. 牵拉方式（拍摄者视角）　B. 规范化照片（癌性溃疡，反光镜内镜像）

若患者下唇高出下颌前牙切端就可能遮挡部分口底或遮挡光线，则需 2 位拍摄助手。一位拍摄助手站立于患者后方 12 点钟放置反光镜，反光镜下端定位于下颌磨牙区的位置，并从舌腹前份与口底转折处将舌部向上后方抬起。另一位拍摄助手蹲立于患者左侧 3 点钟方向位置，用指状牵拉器（放置于前磨牙区对应的下唇黏膜处）牵拉下唇组织离开牙齿，并向下牵拉；或直接用佩戴乳胶手套的手下拉患者下唇，以免下唇对口底黏膜目标病损或光线的遮挡（图 5-5-5，图 5-5-6）。

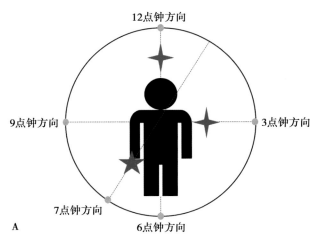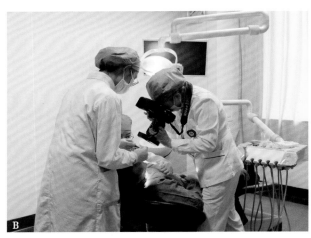

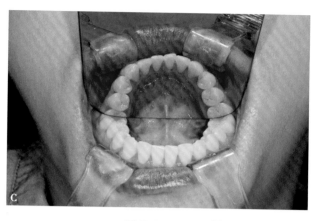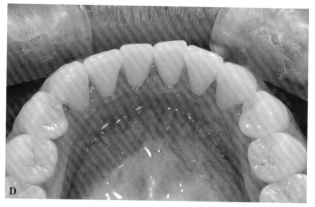

图 5-5-5　下唇较长者口底前份黏膜病损的拍摄方法（反光镜方式）

A. 患者、拍摄助手（"绿星"示）、拍摄者（"红星"示）的位置示意图　B. 患者的体位、拍摄助手和拍摄者的位置　C. 牵拉方式（以正常黏膜示意，拍摄者视角）　D. 拍摄口底前份黏膜病损时的取景范围（以正常黏膜示意，反光镜内镜像）

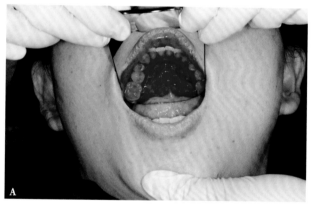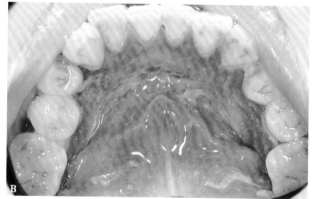

图 5-5-6　下唇较长者口底前份黏膜病损的拍摄（反光镜方式）

A. 牵拉方式（拍摄者视角）　B. 规范化照片（天疱疮患者，黏膜脆弱，若要完全拭干或吹干唾液易导致新的黏膜损伤，故残留了较多唾液，反光镜内镜像）

（二）口底后份

1. 右侧口底后份　患者的体位、拍摄助手和拍摄者的位置、牵拉方式、取景范围示意见图 5-5-7。右侧口底后份黏膜病损拍摄的牵拉方式和规范化照片示例见图 5-5-8、图 5-5-9。

（1）患者：躺于椅背与地面成 40°～45° 的牙椅上，面部略向右偏（右偏约 30°）。

（2）拍摄助手：坐于患者右侧 9 点钟方向，左手持大牵拉器向右侧拉开右颊黏膜，右手持棉签（通常需要同时用两根新的棉签）将患者右侧舌腹中后份往左侧方向按压。

（3）拍摄者：站立于患者右前方 7 点钟方向进行拍摄。

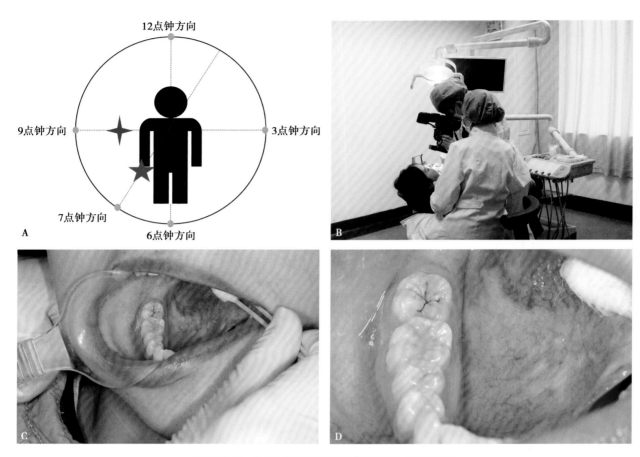

图 5-5-7 右侧口底后份黏膜病损的拍摄方法

A. 患者、拍摄助手（"绿星"示）、拍摄者（"红星"示）的位置示意图 B. 患者的体位、拍摄助手和拍摄者的位置 C. 牵拉方式（以正常黏膜示意，拍摄者视角） D. 取景范围（以正常黏膜示意）

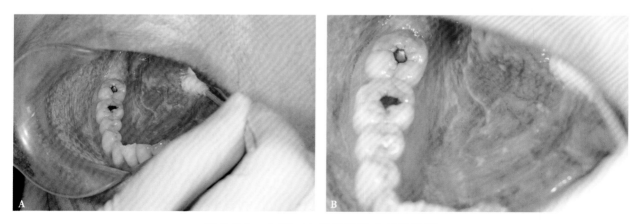

图 5-5-8 右侧口底后份黏膜病损的拍摄

A. 牵拉方式（拍摄者视角） B. 规范化照片（口腔扁平苔藓）

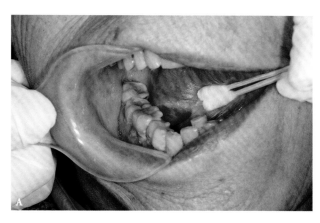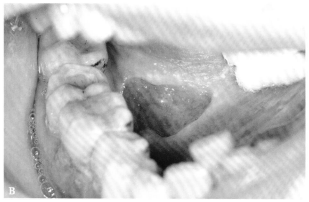

图 5-5-9　右侧口底后份黏膜病损的拍摄
A．牵拉方式（拍摄者视角）　B．规范化照片（自伤性溃疡）

2. 左侧口底后份　患者的体位、拍摄助手和拍摄者的位置、牵拉方式、取景范围示意见图 5-5-10。左侧口底后份黏膜病损拍摄的牵拉方式和规范化照片示例见图 5-5-11。

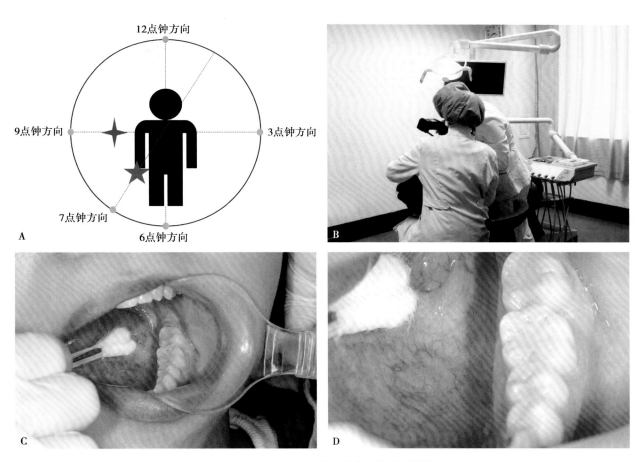

图 5-5-10　左侧口底后份黏膜病损的拍摄方法
A．患者、拍摄助手（"绿星"示）、拍摄者（"红星"示）的位置示意图　B．患者的体位、拍摄助手和拍摄者的位置　C．牵拉方式（以正常黏膜示意，拍摄者视角）　D．取景范围（以正常黏膜示意）

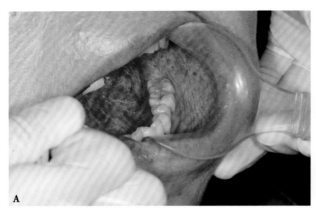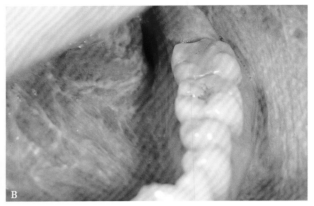

图 5-5-11　左侧口底后份黏膜病损的拍摄
A. 牵拉方式（拍摄者视角）　B. 规范化照片（口腔扁平苔藓）

（1）患者：躺于椅背与地面成 40°～45° 的牙椅上，面部朝向正面稍向右偏（5° 左右），颏部放低。

（2）拍摄助手：坐于患者右侧 9 点钟方向，左手持大牵拉器向左侧拉开左颊黏膜，右手持棉签（通常需要同时用两根新的棉签）将患者左舌腹中后份往右侧方向按压。

（3）拍摄者：站立于患者右前方 7 点钟方向进行拍摄。

六、腭部黏膜病损

根据病损所在腭部的具体部位需采用不同的拍摄方法，其拍摄方法要点如下（表 5-6-1）。

（1）摄影方法：对目标病损进行直接拍摄或采用反光镜方式拍摄。

（2）辅助器材：牵拉器、反光镜、棉签、乳胶手套。

（3）拍摄者位置：患者右前方 7 点钟方向。

表 5-6-1　腭部各部位黏膜病损拍摄方法要点

目标病损部位	椅位	患者面部朝向	拍摄方式	负责牵拉的拍摄助手位置	辅助器材
硬腭全域或中后份	低平	朝向正面稍向右偏（5° 左右）	直接	—	—
硬腭前份	椅背与地面成 40°～45°		反光镜方式	助手 1：12 点钟方向	指状牵拉器
				助手 2：3 点钟方向	反光镜
硬腭右侧中后份	低平	略向右偏	直接	—	—

续表

目标病损部位	椅位	患者 面部朝向	拍摄方式	负责牵拉的 拍摄助手位置	辅助器材
硬腭左侧中后份	低平	略向左偏	直接	—	—
软腭全域或中份	低平	朝向正面 稍向右偏 （5°左右）	直接	3点钟方向	口镜
软腭右份	低平	略向右偏	直接	2点钟方向	口镜
软腭左份	低平	朝向正面 稍向右偏 （5°左右）	直接	1点钟方向	口镜

（一）硬腭

1. 硬腭全域或中后份　患者的体位、拍摄助手和拍摄者的位置、牵拉方式、取景范围示意见图 5-6-1 和图 5-6-2。硬腭黏膜广泛病损和硬腭中后份病损的规范化照片示例见图 5-6-3。

（1）患者：平躺于尽量低平的牙椅上，面部朝向正面稍向右偏（5°左右），尽量大张口。

（2）拍摄助手：可无。

（3）拍摄者：站立于患者右前方 7 点钟方向进行拍摄。

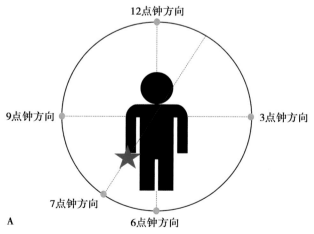
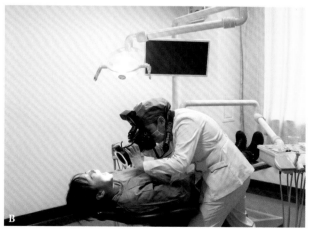

图 5-6-1　硬腭全域或中后份黏膜病损的拍摄方法
A. 患者、拍摄者（"红星"示）的位置示意图　B. 患者的体位和拍摄者的位置

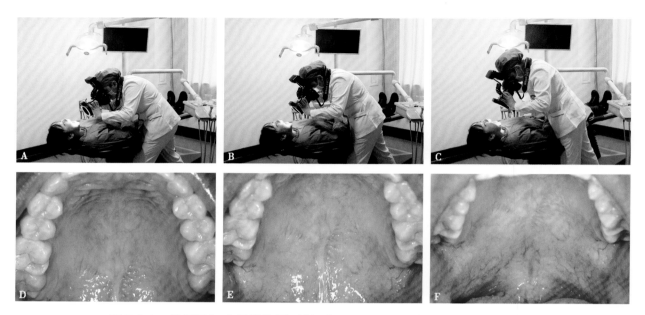

图 5-6-2 根据目标病损的位置,拍摄者采用不同拍摄角度对应的取景范围
A、D. 角度 1 及其对应的取景范围 B、E. 角度 2 及其对应的取景范围 C、F. 角度 3 及其对应的取景范围

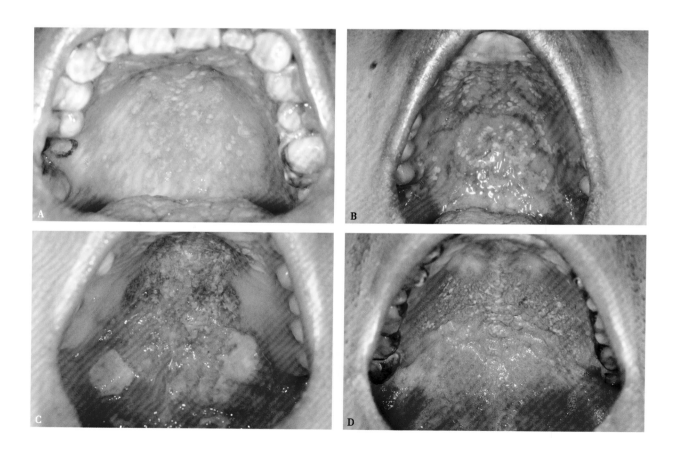

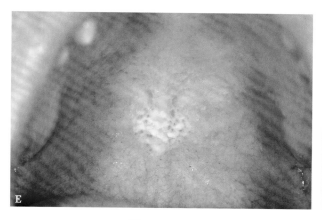
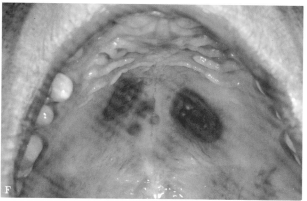

图 5-6-3　硬腭黏膜广泛病损或硬腭中后份黏膜病损的规范化照片

A. 增殖型天疱疮　B. 增殖性化脓性口炎　C. 淋巴造血系统疾病　D. 慢性黏膜皮肤念珠菌病　E. 口腔白斑病　F. 同时罹患梅毒和艾滋病患者的口腔病损

2. 硬腭前份　患者的体位、拍摄助手和拍摄者的位置、牵拉方式、取景范围示意见图 5-6-4。硬腭前份黏膜病损拍摄的牵拉方式和规范化照片示例见图 5-6-5～图 5-6-7。

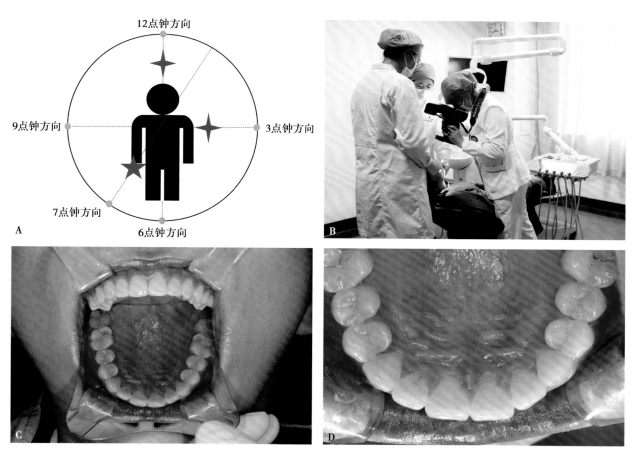

图 5-6-4　硬腭前份黏膜病损的拍摄方法

A. 患者、拍摄助手（"绿星"示）和拍摄者（"红星"示）的位置示意图　B. 患者的体位、拍摄助手和拍摄者的位置　C. 牵拉方式（以正常黏膜示意，拍摄者视角）　D. 取景范围（以正常黏膜示意，反光镜内镜像）

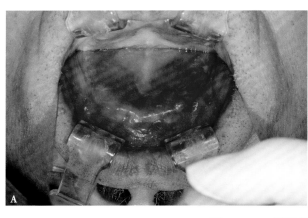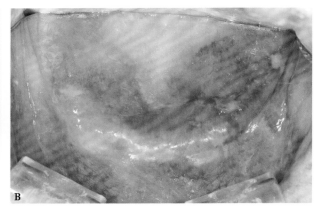

图 5-6-5 硬腭前份黏膜病损的拍摄
A. 牵拉方式（拍摄者视角） B. 规范化照片（黏膜类天疱疮待排，反光镜内镜像）

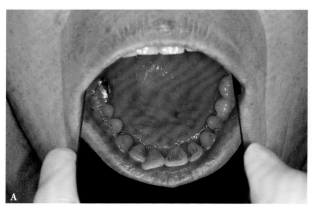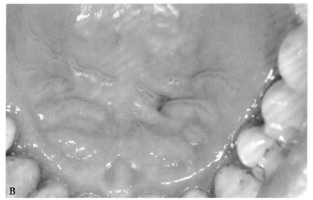

图 5-6-6 硬腭前份黏膜病损的拍摄
A. 牵拉方式（拍摄者视角，患者张口时上唇下缘未超过上前牙切端，不会遮挡光线，故未用指状牵拉器）
B. 规范化照片（色素痣，反光镜内镜像）

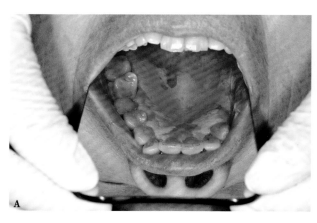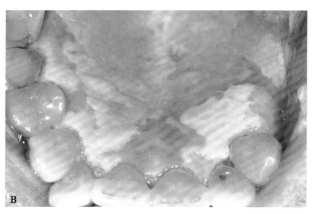

图 5-6-7 硬腭前份黏膜病损的拍摄
A. 牵拉方式（拍摄者视角，患者张口时上唇下缘未超过上前牙切端，不会遮挡光线，故未用指状牵拉器）
B. 规范化照片（口腔白斑病，此照片重点展示硬腭前份病损，反光镜内镜像）

（1）患者：躺于椅背与地面成 40°～45° 的牙椅上，面部朝向正面稍向右偏（5°左右），大张口。

（2）拍摄助手：一位拍摄助手站立于患者后方 12 点钟方向，使用指状牵拉器牵拉上唇黏膜。另一位拍摄助手站立于患者左侧 3 点钟方向，让患者尽量张大口，放入反光镜。反光镜尽量靠近下颌牙齿，不能接触上颌后牙，以避免出现非反射的牙齿影像。反光镜边缘和唇黏膜尽量少进入构图以内。

若患者张口时上唇下缘未超过上颌前牙切端，不会遮挡光线，则不需用指状牵拉器牵拉上唇。此时仅需一位拍摄助手站立于患者左侧 3 点钟方向或患者后方 12 点钟方向，放入反光镜。

（3）拍摄者：站立于患者右前方 7 点钟方向拍摄反光镜内的镜像。

3. 硬腭右侧中后份　患者的体位、拍摄助手和拍摄者的位置、牵拉方式、取景范围示意见图 5-6-8。硬腭右侧中后份黏膜病损的规范化照片示例见图 5-6-9。

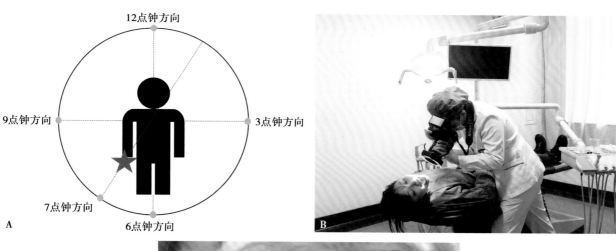

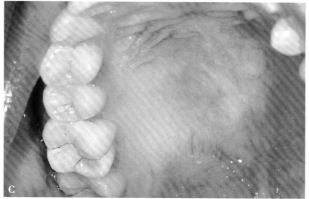

图 5-6-8　硬腭右侧中后份黏膜病损的拍摄方法
A. 患者、拍摄者（"红星"示）的位置示意图　B. 患者的体位和拍摄者的位置　C. 取景范围

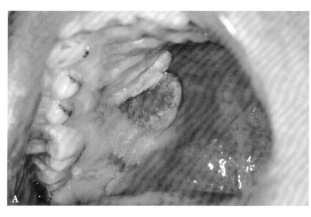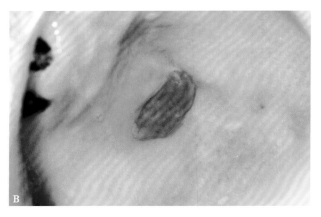

图 5-6-9 硬腭右侧中后份黏膜病损的拍摄
A. 规范化照片（口腔鳞状细胞癌） B. 规范化照片（口腔鳞状细胞癌）

（1）患者：平躺于尽量低平的牙椅上，面部略向右偏。

（2）拍摄助手：可无。

（3）拍摄者：站立于患者右前方 7 点钟方向进行拍摄。

有时拍摄病损的细节特写照片后，还需拍摄整个硬腭的近景，以展示局部病损与所在部位黏膜整体的关系（图 5-6-10）。

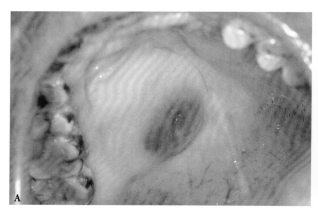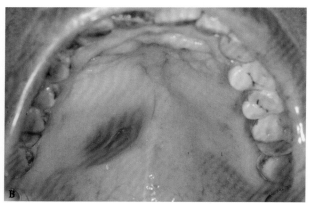

图 5-6-10 硬腭右侧中后份黏膜病损的拍摄
A. 规范化照片（硬腭肿物伴溃疡待诊） B. 展示局部病损与硬腭整体的关系

4. 硬腭左侧中后份 患者的体位、拍摄助手和拍摄者的位置、牵拉方式、取景范围示意见图 5-6-11。硬腭左侧中后份黏膜病损的规范化照片示例见图 5-6-12。

（1）患者：平躺于尽量低平的牙椅上，面部略向左偏。

（2）拍摄助手：可无。

（3）拍摄者：站立于患者右前方 7 点钟方向进行拍摄。

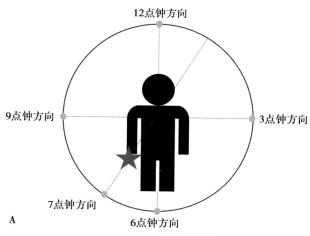

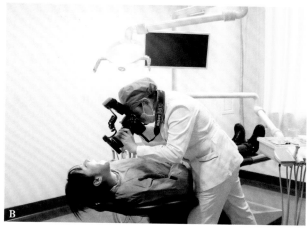

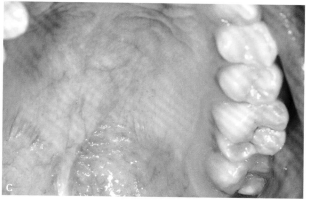

图 5-6-11　硬腭左侧中后份黏膜病损的拍摄方法

A. 患者、拍摄者（"红星"示）的位置示意图　B. 患者的体位和拍摄者的位置　C. 取景范围

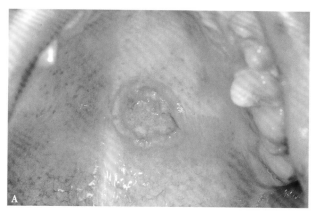

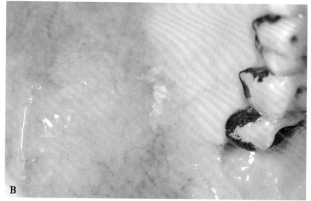

图 5-6-12　硬腭左侧中后份黏膜病损的规范化照片

A. 规范化照片（梅毒）　B. 规范化照片（口腔白斑病）

　　有时拍摄硬腭左侧中后份病损的细节特写照片后，还需拍摄整个硬腭的近景，以展示局部病损与所在部位黏膜整体的关系（图 5-6-13）。

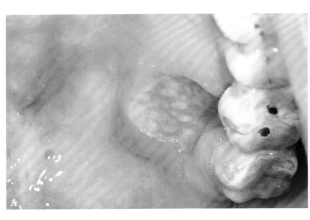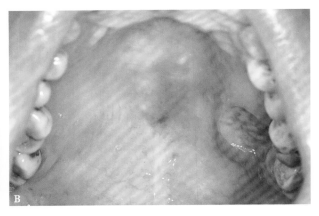

图 5-6-13 硬腭左侧中后份黏膜病损的拍摄

A. 规范化照片（创伤性溃疡） B. 展示局部病损与硬腭整体的关系

（二）软腭

1. 软腭全域或中份 患者的体位、拍摄助手和拍摄者的位置、牵拉方式、取景范围示意见图 5-6-14。软腭黏膜广泛病损拍摄的牵拉方式和规范化照片示例见图 5-6-15。

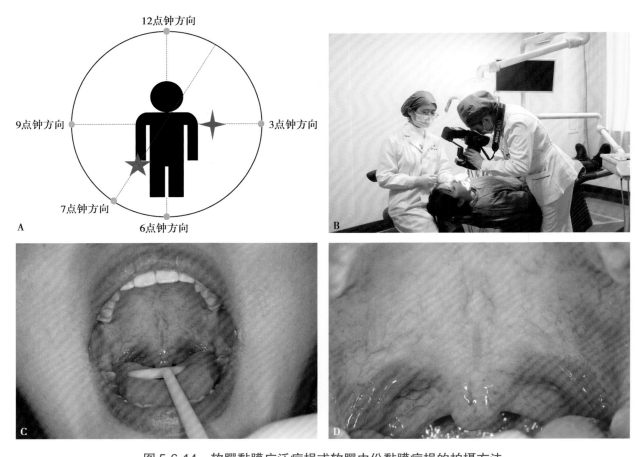

图 5-6-14 软腭黏膜广泛病损或软腭中份黏膜病损的拍摄方法

A. 患者、拍摄助手（"绿星"示）、拍摄者（"红星"示）的位置示意图 B. 患者的体位、拍摄助手和拍摄者的位置 C. 牵拉方式（以正常黏膜示意，拍摄者视角） D. 取景范围（以正常黏膜示意）

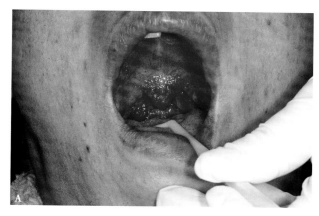 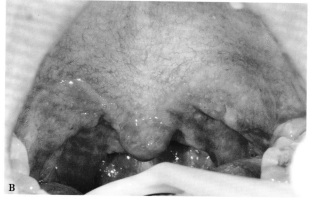

图 5-6-15 软腭黏膜广泛病损的拍摄
A. 牵拉方式（拍摄者视角） B. 规范化照片（梅毒）

（1）患者：平躺于尽量低平的牙椅上。面部朝向正面稍向右偏（5°左右），尽量大张口。

（2）拍摄助手：坐于患者左侧 3 点钟方向，左手用棉签或口镜压低舌背后份。

（3）拍摄者：站立于患者右前方 7 点钟方向进行拍摄，棉签和口镜要尽量少进入构图内。

2. 软腭右份 患者的体位、拍摄助手和拍摄者的位置、牵拉方式、取景范围示意见图 5-6-16。软腭右份黏膜病损拍摄的牵拉方式和规范化照片示例见图 5-6-17、图 5-6-18。

（1）患者：平躺于尽量低平的牙椅上，面部略向右偏，尽量大张口。

（2）拍摄助手：坐于患者左后方 2 点钟方向，左手用棉签或口镜压低舌背后份。

（3）拍摄者：站立于患者右前方 7 点钟方向进行拍摄，棉签和口镜要尽量少进入构图以内。

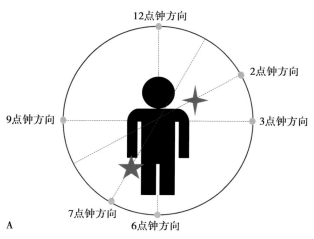 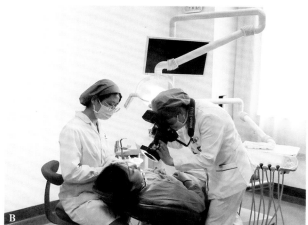

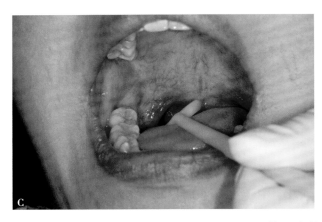
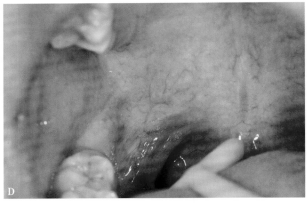

图 5-6-16　软腭右份黏膜病损的拍摄方法

A. 患者、拍摄助手（"绿星"示）、拍摄者（"红星"示）的位置示意图　B. 患者的体位、拍摄助手和拍摄者的位置　C. 牵拉方式（以正常黏膜示意，拍摄者视角）　D. 取景范围（以正常黏膜示意）

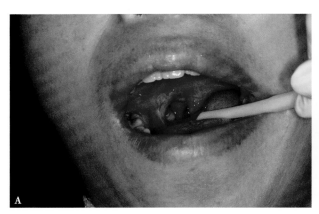
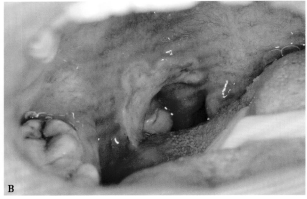

图 5-6-17　软腭右份黏膜病损的拍摄

A. 牵拉方式（拍摄者视角）　B. 规范化照片（重型复发性阿弗他溃疡）

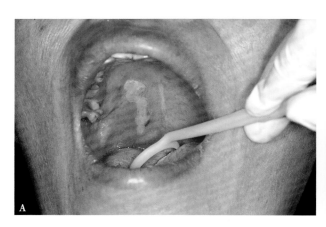
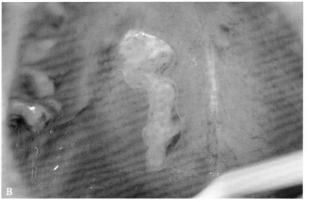

图 5-6-18　软腭右份黏膜病损的拍摄

A. 牵拉方式（拍摄者视角）　B. 规范化照片（黏膜类天疱疮）

3. 软腭左份 患者的体位、拍摄助手和拍摄者的位置、牵拉方式、取景范围示意见图 5-6-19。软腭左份黏膜病损拍摄的牵拉方式和规范化照片示例见图 5-6-20、图 5-6-21。

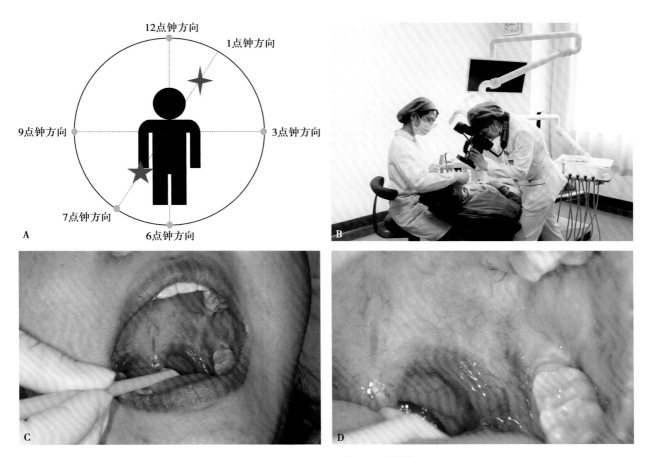

图 5-6-19 软腭左份黏膜病损的拍摄方法

A. 患者、拍摄者（"红星"示）、拍摄助手（"绿星"示）的位置示意图　B. 患者的体位、拍摄者和拍摄助手的位置　C. 牵拉方式（以正常黏膜示意，拍摄者视角）　D. 取景范围（以正常黏膜示意）

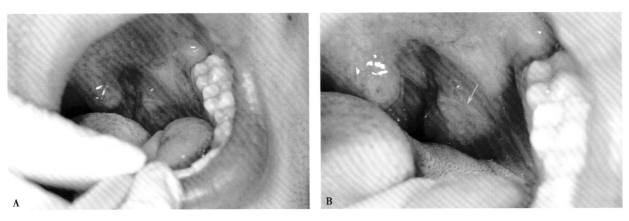

图 5-6-20 软腭左份黏膜病损的拍摄

A. 牵拉方式（拍摄者视角）　B. 规范化照片（重型复发性阿弗他溃疡）

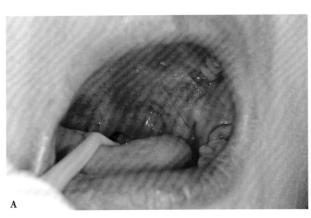 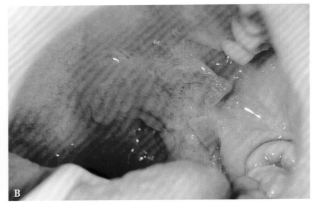

图 5-6-21 软腭左份黏膜病损的拍摄
A. 牵拉方式（拍摄者视角）　B. 规范化照片（重型复发性阿弗他溃疡）

（1）患者：平躺于尽量低平的牙椅上。面部朝向正面稍向右偏（5°左右），尽量大张口。

（2）拍摄助手：坐于患者左后方1点钟方向，右手用棉签或口镜压低舌背后份。

（3）拍摄者：站立于患者右前方7点钟方向进行拍摄，棉签和口镜要尽量少进入构图内。

6

第六章

特殊人群口腔黏膜病损的拍摄

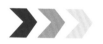

一、 婴幼儿口腔黏膜病损的拍摄

婴幼儿无法很好地配合拍摄,导致拍摄难度增加。拍摄时可采用以下措施。

(1)婴幼儿体位固定:家长平躺于牙椅,患儿躺于家长身上。患儿头部位于家长接近右肩的右侧胸部。家长用双手固定患儿上肢,若为幼儿家长还需用双腿夹住患儿的下肢。拍摄助手用无菌铺巾遮蔽患儿眼部,双手扶住患儿颞部和面颊部(图6-1-1)。

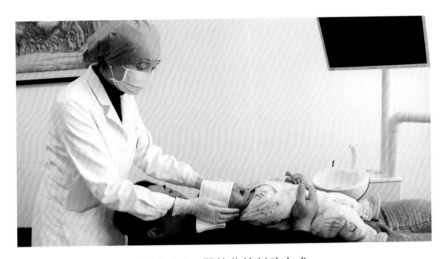

图 6-1-1 婴幼儿的制动方式

(2)一般不用口镜、牵拉器和反光镜,仅用棉签进行牵拉(图6-1-2),以免硬物损伤黏膜。

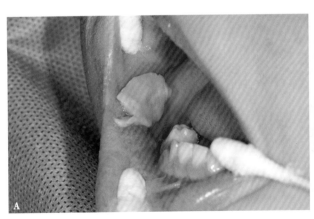
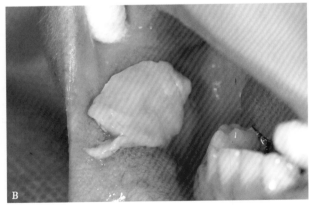

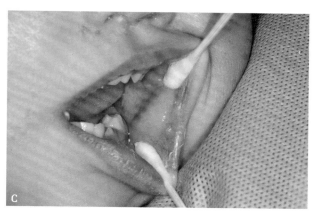
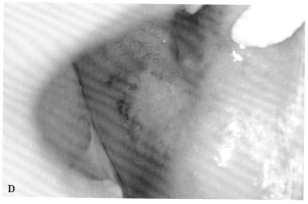

图 6-1-2　婴幼儿一般仅用棉签牵拉

A. 拍摄右颊前份近口角区黏膜病损的牵拉方式（拍摄者视角）　B. 规范化照片　C. 拍摄左颊后份黏膜病损的牵拉方式（拍摄者视角）　D. 规范化照片

（3）拍摄者就位并准备完毕后，待患儿啼哭张口时，拍摄助手迅速用棉签牵拉黏膜，由技术熟练的拍摄者迅速完成拍摄，即立即连续按动快门进行多张拍摄，选取最佳图像。因无足够时间取景构图，故尽量拍摄到目标病损的清晰影像即可，后期通过适当裁切对照片进行调整（图 6-1-3）。

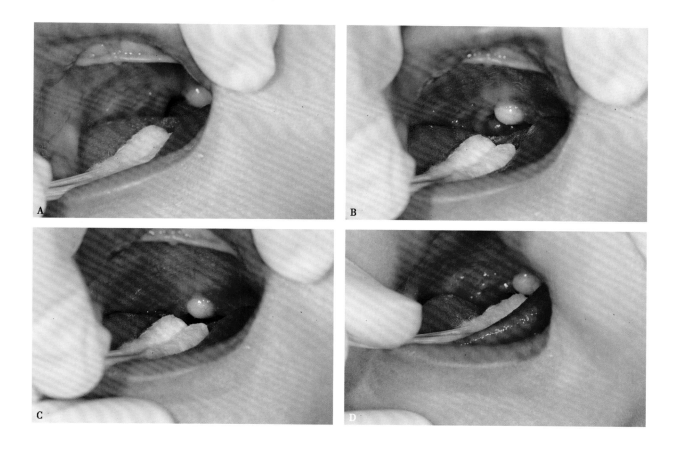

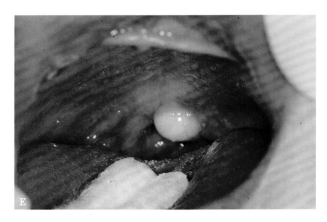

图 6-1-3　通过连拍获取婴幼儿口腔黏膜病损的照片

A～D. 连拍，获得相对规范化的照片 B　E. 对照片 B 进一步裁切后获得主题更突出的规范化照片（先天性悬雍垂囊肿）

 张口受限者口腔黏膜病损的拍摄

　　患者口腔黏膜广泛糜烂无法张口，或因唇黏膜受累数处皲裂致张口时出血，或手术后张口受限时，不能不顾条件限制一味追求照片的质量。具体拍摄方法如下（图 6-2-1）。

　　（1）患者体位按常规规范化照片采集时的体位。

　　（2）让患者在其疼痛承受范围内尽量张大口。

　　（3）一般不进行牵拉，或仅采用棉签进行轻柔简单牵拉。

　　（4）由技术熟练的拍摄者迅速完成拍摄，在按下快门的瞬间嘱患者尽量大张口，以获取最佳图像。

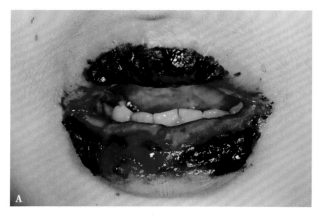

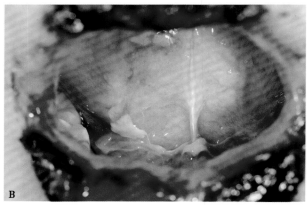

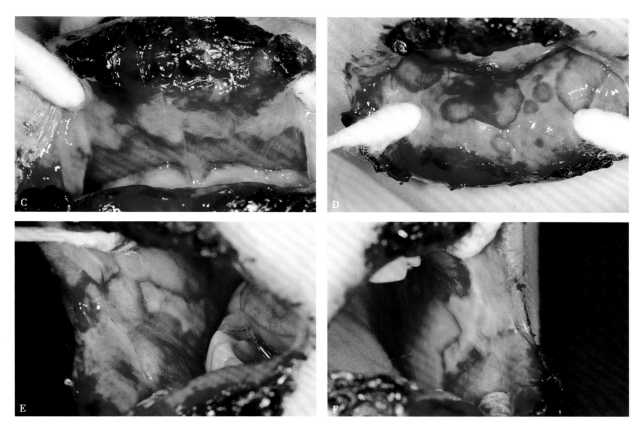

图 6-2-1 口腔黏膜广泛糜烂病损(副肿瘤性天疱疮)的拍摄

A. 患者恐血痂粘连而微启上下唇 B. 患者在疼痛承受范围内张口能勉强拍摄到口底前份黏膜病损

C~F. 用棉签轻柔简单牵拉,尽量拍摄上下唇内侧和双颊黏膜病损

三、 严重系统性疾病患者口腔黏膜病损的拍摄

对于系统性疾病患者,尤其是高龄和病情严重者,应注意以下事项。

(1)高血压患者或高龄患者,应测量血压,在基本正常的前提下进行拍摄。

(2)心脏病患者,在病情稳定的前提下,拍摄过程中注意询问和观察患者有无不适,并尽量缩短拍摄时间。

(3)腰椎疾病患者,应避免调节至患者不适的体位。

(4)怀疑有出血倾向的血液系统疾病者,应先让患者行血液学相关检查,等待检查结果期间快速完成拍摄。

口腔黏膜病规范化摄影技巧

Standardized Photography Techniques for Oral Mucosal Diseases

7

第七章

口腔黏膜疾病累及口腔外
其他部位病损的拍摄

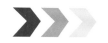

一、面部皮肤病损的拍摄

面部皮肤病损拍摄时的背景设置、患者体位、拍摄者的位置、取景范围示意见图(图 7-1-1)。面部皮肤病损的规范化照片示例见图 7-1-2。

(1)背景设置:背景设置目的是消除干扰并将注意力集中在患者身上。为了避免背景颜色杂乱,背景应为均一颜色,一般采用黑色或白色背景,若选用黑色背景可采用黑色背景板,无褶皱或折痕,并且由非反光材料制成,例如哑光涂料、墙纸或布料。白色背景可采用无明显污渍的白墙。

(2)患者多采取坐位,端坐姿势。所有干扰摄影的物品,如帽子、眼镜、珠宝和围巾等均应摘去。若条件允许,患者应穿深色衣服,因为浅色衣服可能会反射更多的光线,从而改变色调。应将患者头发从面部拉开,露出整个面部和双耳。

(3)拍摄者的镜头高度与患者面部一致,镜头长轴与病损垂直。

(4)一般应拍摄面部皮肤病损特写和包括周围较多面部结构的 2 张照片。具有特殊病损特征的,还应针对性构图。例如三叉神经带状疱疹,为展示其病损不越过面部中线这一特征,需拍摄一张拍摄影像的中线为面部中线的照片。

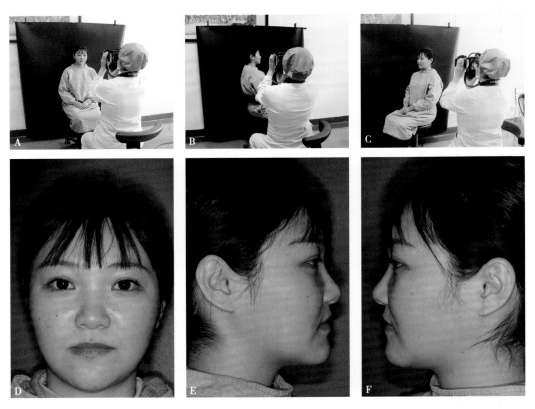

图 7-1-1　面部皮肤病损的拍摄方法

A~C. 患者的体位、拍摄者的位置、背景设置　D~F. 患者不同体位对应的取景范围(以正常皮肤示意)

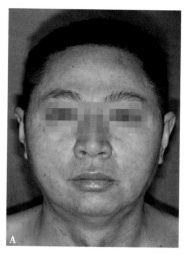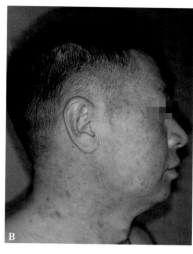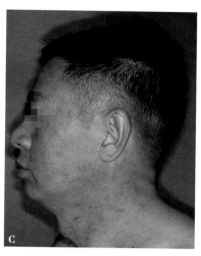

图 7-1-2 面部皮肤病损（扁平苔藓样类天疱疮）的规范化照片
A. 面部正面规范化照片 B. 右侧面部规范化照片 C. 左侧面部规范化照片

（5）与口内黏膜摄影不同，拍摄面部、躯干、四肢等广泛皮肤病损时，需将环形闪光灯的输出功率调为 1/1，将 ISO 数值调整为 400～800。但这种方式很难避免在拍摄对象（患者）与背景交界处形成阴影。若要完全避免产生阴影，可将本书采用的相机的环形闪光灯关闭，将相机模式调整为 A（光圈优先模式），将 ISO 调为自动，光圈调为 F22～F25。但该模式对病损色彩、质感等细节的表现力欠佳。因此本书皮肤损害部分仍采用将环形闪光灯的输出功率调为 1/1，将 ISO 数值调整为 400～800 的拍摄方法。

（6）在可能的情况下，应隐藏患者的识别特征以保护隐私。如后期对眼部等部位进行遮挡或模糊化处理。

二、躯干和四肢皮肤病损的拍摄

（1）背景设置同本章"一、面部皮肤病损的拍摄"。

（2）若皮损广泛，不同部位取景范围不同，建议取景范围见表 7-2-1。

表 7-2-1 不同部位皮损的建议取景范围

部位	取景范围
颈部	颏部与锁骨之间的区域
胸腹部	锁骨和髂嵴之间的区域
胸部	锁骨和乳房之间的区域
腹部	乳房下方和髂嵴之间的区域

部位	取景范围
上肢	肩和手腕之间的区域
臀部和下肢	建议患者将双臂交叉放于胸前或墙壁上,避免身体下肢出现阴影
手	尺骨头与指尖之间的区域
足	足跟与足趾之间的区域

不同部位皮肤病损的规范化照片示例见图 7-2-1、图 7-2-2。皮肤病损广泛者,取景范围过大可能会导致病损细节展示不清,可同时对各部位再分段拍摄(图 7-2-1)。

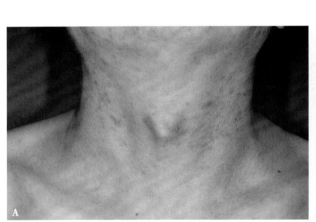
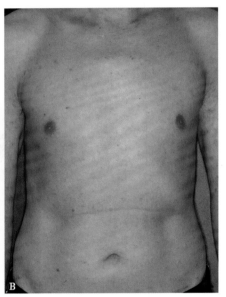
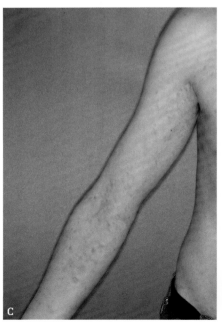
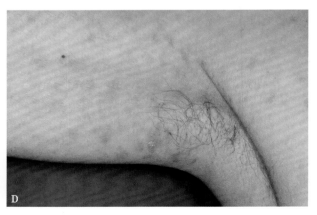

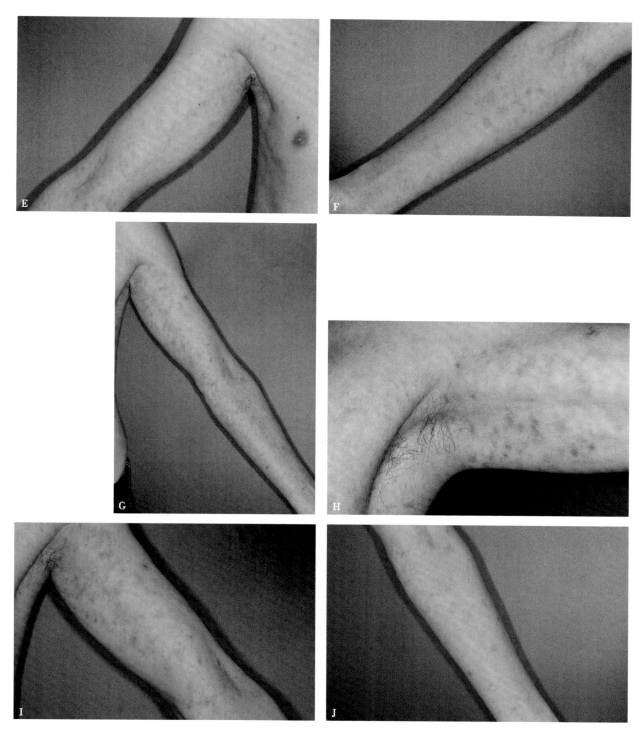

图 7-2-1　不同部位皮肤病损(扁平苔藓样类天疱疮)的规范化照片

A. 颈部皮肤病损的规范化照片　B. 胸腹部皮肤病损的规范化照片　C～F. 右上肢皮肤病损的规范化照片
G～J. 左上肢皮肤病损的规范化照片

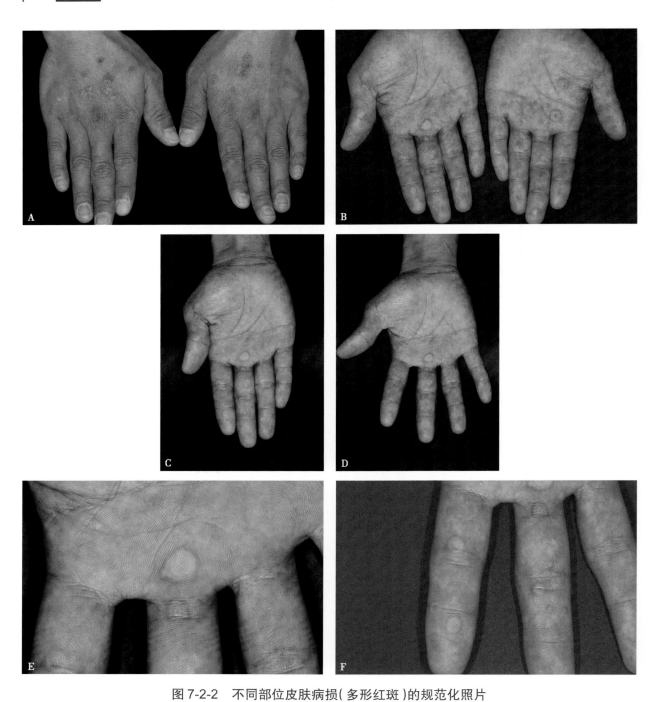

图7-2-2　不同部位皮肤病损（多形红斑）的规范化照片

A、B. 双手皮肤病损的规范化照片　　C、D. 右手皮肤病损的规范化照片　　E、F. 皮肤病损细节的规范化照片（特写）

（3）若皮肤病损局限，需拍摄皮肤病损细节特写照片后，再按表7-2-1拍摄取景范围更大的照片以展示其具体部位（图7-2-3）。

（4）在可能的情况下，应隐藏患者的识别特征以保护隐私。

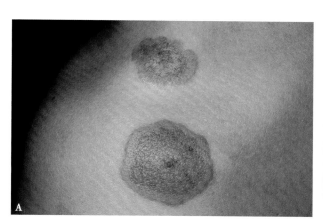
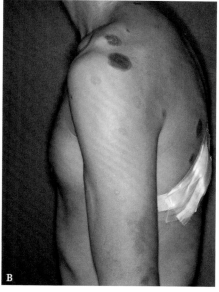

图 7-2-3　较局限的皮肤病损（多形红斑）的拍摄
A. 皮肤病损细节的规范化照片　B. 展示皮肤病损所在的具体部位

三、指趾甲病损的拍摄

（1）指甲病损的拍摄：嘱患者将双手放置于均一颜色的背景上，放置方式如图 7-3-1 所示。需拍摄 2 张照片，一张照片只包括双手的拇指，另一张照片包括除双手除拇指外的其余手指。拍摄后者时有平行和斜行两种手放置方式。

此外，也可嘱患者将双手手指按图 7-3-2A 中的方式弯曲，这样拍摄一张照片即可展示双手所有指甲。若患者较难控制自己的双手，可让其双手握持圆柱状物体进行拍摄（图 7-3-2B）。指甲病损拍摄的规范化照片示例见图 7-3-3。

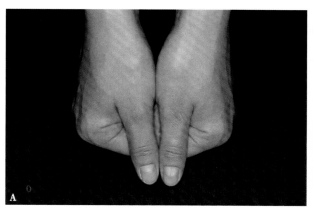
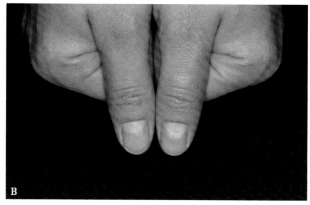

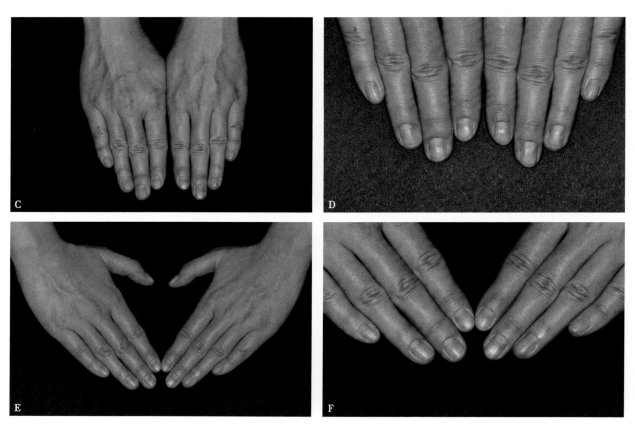

图 7-3-1 指甲病损的拍摄（以正常指甲示意）

A. 拍摄拇指指甲病损时手指的弯曲和放置方式 B. 拍摄拇指指甲病损的取景范围 C. 拍摄除拇指指甲外其他指甲病损时手的放置方式（平行放置方式） D. 拍摄除拇指指甲外其他指甲病损时的取景范围（平行放置方式） E. 拍摄除拇指指甲外其他指甲病损时手的放置方式（斜行放置方式） F. 拍摄除拇指指甲外其他指甲病损时的取景范围（斜行放置方式）

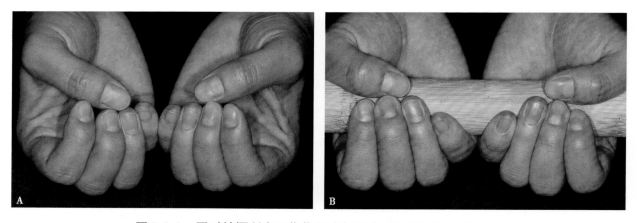

图 7-3-2 同时拍摄所有手指指甲病损的方式（以正常指甲示意）

A. 同时拍摄所有手指指甲病损时手指的弯曲方式和取景范围 B. 较难控制双手的患者同时拍摄所有手指指甲病损时手指的弯曲方式和取景范围

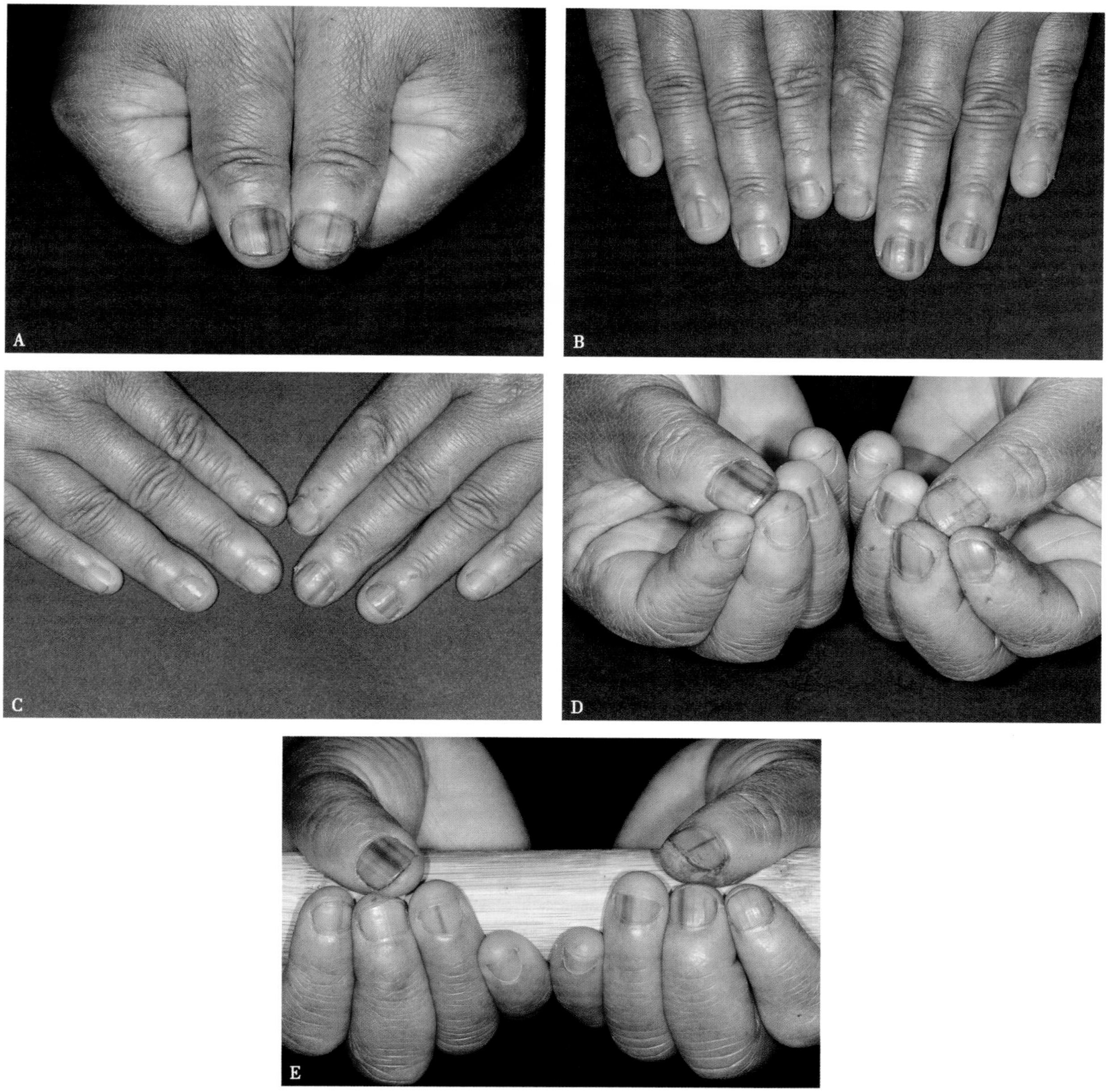

图 7-3-3　指甲病损的标准化照片（Laugier-Hunziker 综合征）
A. 拇指指甲病损　　B. 除拇指外其他指甲病损（平行放置方式）　　C. 除拇指外其他指甲病损（斜行放置方式）
D. 所有手指指甲病损　　E. 所有手指指甲病损（握持圆柱状物体方式）

（2）趾甲病损的拍摄：在地面铺设均一颜色的黑色纸作为背景，嘱患者将双足按图 7-3-4 的方式放置于其上。

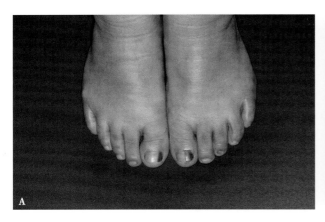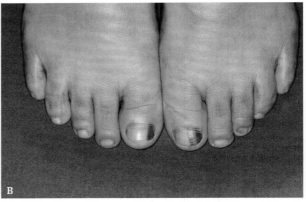

图 7-3-4　趾甲病损的拍摄

A. 拍摄趾甲病损时足的放置方式（拍摄者视角）　B. 趾甲病损的规范化照片（Laugier-Hunziker 综合征）

8

第八章

口腔黏膜病规范化照片拍摄
易出现的问题与对策

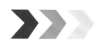

对于初学者来说,拍摄的照片常常存在多种问题,此处列举部分常见问题和对策。

(1)问题1:牵拉的手指过多进入构图范围内,遮挡病损,喧宾夺主。

对策:手指尽量靠近口角处进行牵拉,避免干扰目标病损(图8-0-1)。

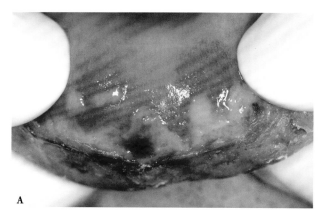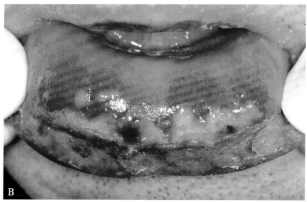

图 8-0-1 问题 1 与对策
A. 存在问题的照片 B. 规范化照片(药物过敏性口炎)

(2)问题2:病损展示不充分,镜头未与颊部垂直。

对策:将颊黏膜向同侧且向外牵拉,加大患者头部向病损同侧的偏斜度(图8-0-2)。

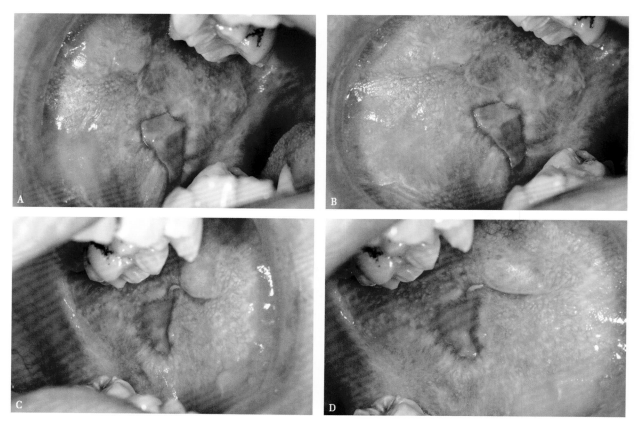

图 8-0-2 问题 2 与对策
A、C. 存在问题的照片 B、D. 规范化照片(口腔扁平苔藓)

（3）问题3：镜头长轴未垂直于病损表面；病损未居中，偏居于照片一侧。

对策：嘱患者头部尽量向后仰且向右偏，颏部上抬，大张口（图8-0-3）。

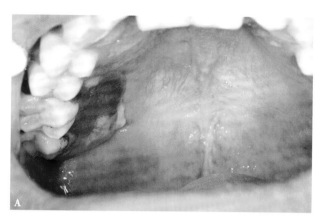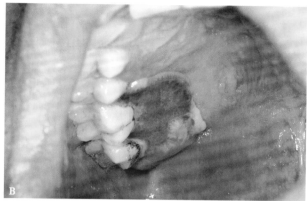

图8-0-3　问题3与对策
A. 存在问题的照片　B. 规范化照片（癌性溃疡？）

（4）问题4：拍摄角度不妥，拍摄者和患者的相对位置不对。

对策：拍摄者应位于患者右前方7点钟方向，患者面部中线应垂直于水平面，以符合观者的视觉习惯（图8-0-4）。

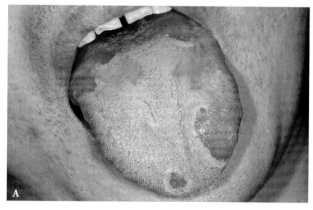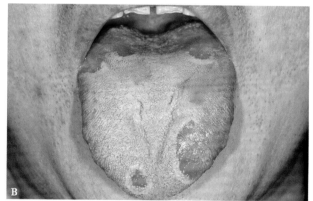

图8-0-4　问题4与对策
A. 存在问题的照片　B. 规范化照片（地图舌）

（5）问题5：取景范围过大，主题不够突出。

对策：缩短拍摄距离，尽量减少牵拉器、纱布和手指等进入构图以内，突出病损的表面特征（图8-0-5）。

（6）问题6：病损中心未位于黄金分割点中心。

对策：调整构图，使病损中心位于黄金分割点中心（图8-0-6）。

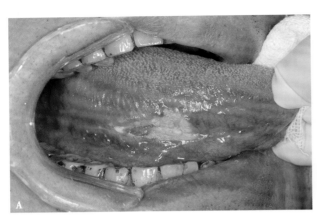
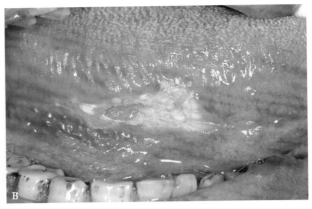

图 8-0-5　问题 5 与对策
A. 存在问题的照片　B. 规范化照片（口腔白斑病）

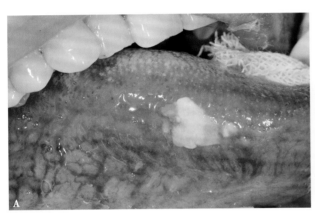
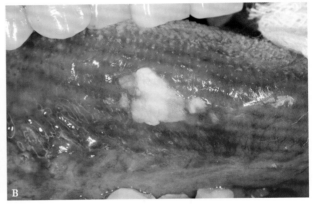

图 8-0-6　问题 6 与对策
A. 存在问题的照片　B. 规范化照片（口腔白斑病）

（7）问题 7：镜头长轴未垂直于病损；咬合平面未位于照片纵向中央，致使下颌牙牙龈病损展示面积过小。

对策：镜头长轴垂直于病损，咬合平面位于照片纵向中央（图 8-0-7）。

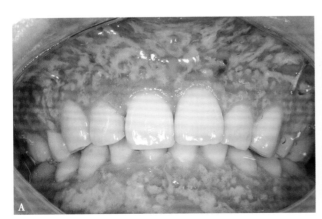
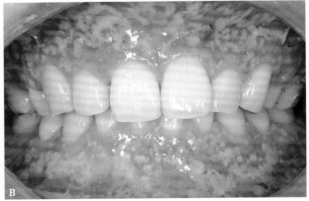

图 8-0-7　问题 7 与对策
A. 存在问题的照片　B. 规范化照片（增殖性化脓性口炎）

（8）问题8：下唇进入构图范围，影响腭部病损的展示。

对策：让患者大张口，头向后仰。但患者颏部不能太过抬起，应尽量避免下唇对腭部的遮挡，故必要时可向下牵拉下唇（图8-0-8）。

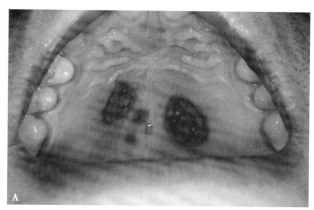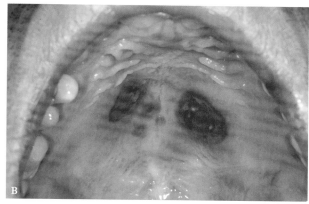

图 8-0-8　问题 8 与对策
A. 存在问题的照片　B. 规范化照片（梅毒黏膜炎）

口腔黏膜病规范化摄影技巧

Standardized Photography Techniques for Oral Mucosal Diseases

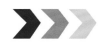

9

第九章

口腔黏膜病规范化照片的管理

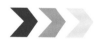

拍摄照片后应立即登记信息,包括照片信息(拍摄时间、病例登记编号、病损照片号、接诊医生姓名)和患者个人信息(姓名、性别、年龄、疾病诊断、联系方式)(表 9-0-1)。

表 9-0-1 口腔黏膜病照片的登记信息

拍摄时间	姓名	性别	年龄	联系电话	诊断	照相病例登记编号	病损照片序号	接诊医生姓名
2021年5月2日	李**	男	40	136********	口腔白斑病(OLK)	20210266	0722~0730	张**
2021年5月2日	赵**	女	22	153********	口腔扁平苔藓(OLP)	20210267	0731~0735	张**
2021年5月2日	陈**	女	65	186********	黏膜类天疱疮(MMP)	20200220(复诊)	0736~0746	张**

注:1. "照相病例登记编号 20210266"表示 2021 年第 266 位初诊照相患者。

　　2. "病损照片序号 0722~0730"表示相机存储卡中名为 0722~0730 的照片均为患者李**2021 年 5 月 2 日初诊时拍摄的照片。

门诊结束后,及时整理照片。每个初诊照相患者均建立独立的照片文件夹,以"照相病例登记编号+姓名+诊断"命名总文件夹(如 2021 年第 266 位初诊照相患者李**的照片总文件夹名为"20210266 李**OLK"),再以"初诊时间(如 2021 年 5 月 2 日记为 20210502)+初诊"命名该患者第一个子文件夹(20210502 初诊),移入该患者当日所拍摄的照片。复诊患者以"复诊时间(如 2021 年 6 月 6 日记为 20210606)+复诊"为名建立子文件夹(20210606 复诊),移入该患者当日所拍摄的照片(图 9-0-1)。后续复诊以此类推。照片可保存于计算机硬盘和移动硬盘,建议多备份,避免硬盘损坏导致照片丢失。照片及相关信息均应妥善管理,以免泄漏患者隐私。

照片 ▸ 20210266李＊＊OLK

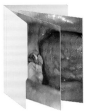
20210502初诊

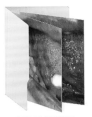
20210606复诊

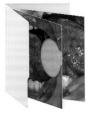
20210808复诊

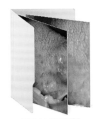
20211012复诊

图 9-0-1 患者李＊＊的照片

口腔黏膜病规范化摄影技巧

Standardized Photography Techniques for Oral Mucosal Diseases

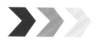

口腔黏膜病规范化摄影技巧